虞坚尔

医话医案选

虞坚尔　周静冬　主编

科学出版社
北京

内 容 简 介

　　医话，名医学术思想精髓的凝聚，读本书医话，仿佛行走在一条探寻医理的征途上，有对中医核心热点"证"的思考和定位的构建，有对疾病的经验荟萃，每个学术思想和观点从源流、承启、形成、发展、思辨、创新、运用等诸方面，层层剥茧，条分缕析。且读且思且悟，收获的不仅是中医至理，更是后学者可遵循的名医成功之路。

　　医案，如同虞坚尔名师临证，复原被病痛折磨的患者，再现辨证论治的过程，门生认知领悟的心路，老师指点迷津的点评。在医学的海洋中沉潜往复，渐深渐入渐明。沿循名医足迹，开启中医之门。

图书在版编目(CIP)数据

虞坚尔医话医案选 / 虞坚尔, 周静冬主编. —北京: 科学出版社, 2015.6
　　ISBN 978 - 7 - 03 - 044367 - 0

Ⅰ. ①虞… Ⅱ. ①虞… ②周… Ⅲ. ①医话—汇编—中国—现代②医案—汇编—中国—现代 Ⅳ. ①R249.7

中国版本图书馆 CIP 数据核字(2015)第 109299 号

责任编辑: 潘志坚　黄金花　陆纯燕
责任印制: 谭宏宇 / 封面设计: 殷　靓

科学出版社 出版
北京东黄城根北街 16 号
邮政编码: 100717
http://www.sciencep.com

南京展望文化发展有限公司排版
江苏省句容市排印厂印刷
科学出版社出版　各地新华书店经销

*

2015 年 6 月第 一 版　开本: B5(720×1000)
2015 年 6 月第一次印刷　印张: 11 3/4
字数: 170 000

定价: 60.00 元

序

　　中医药学历史悠久，源远流长，蕴藏着深奥的理论知识和丰富的临床经验。认识和掌握中医真谛是漫长曲折的实践思辨过程。学好中医在于通晓医理和识证辨治。通晓医理要熟读经典，对中医理论透彻理解，深思感悟。识证辨治则既要从错综复杂的众多症状中抓住重点，理清思路，辨识病机，又能识别易被忽视病机关键的一症一候，明了医理，之后遣方用药。而连接两者的桥梁则是临床实践。中医师承是历经千年被医界公认的学好中医的最捷径之路。通过师承的临床之路，继承人可以学习老师的学术思想及临证经验；老师针对疑难病症，具体分析，指点迷津，可以教会学生识证辨治的方法、掌握分析的要点和技巧、明晰内在医理以及如何融会贯通。只有遵循中医的特色进行学习，才能真正学好中医。

　　当代著名中医儿科专家虞坚尔，师从朱瑞群教授，是徐氏儿科的第四代掌门人。其早年熟谙国学，博闻强识，从医后又研读经典，广涉诸家，临证中西汇通，德艺双馨。行医四十余载，教书育人，桃李满天下，其思维缜密，医术精湛，用药独具特色。在学术方面，洞悉医理，倡导培补脾肾，以平为期；对小儿疑难病症，如哮喘提出痰瘀胶结病机，补肾固表治反复呼吸道感染等具有创新性的学术观点。

　　全书收录了虞教授四十余年治学、行医、教学、科研生涯的部分心得体会和经验荟萃，以及由其门生将体现其学术思想、临证精华的众多临证医案中精选的76例医案，编撰成书。全书分两篇：医话篇、医案篇，是虞教授长期临床经验的真实再现。每案例不但详细地记录了辨证论治的过程，案例后还以按语的形式,对理法方药进行了分析,系统地挖掘整理了虞教授的学术思想及临证经验,难能可贵的是每个案例后附有导师评语,画龙点睛地对门人的理解予以点评,使学生在沉潜往复中体味虞教授的学术精髓和独到的诊治经验、组方配伍的法度。这些更加有助于中医后学者理解和掌握各医家临床辨治思维方法和遣方用药心得。拜读该书后,甚为敬佩,欣喜之余,乐之为序!

时振声民

乙未岁首

虞坚尔简介

虞坚尔,教授,主任医师,博士研究生导师,博士后合作导师。其为现任上海中医药大学、上海市中医药研究院中医儿科研究所所长;第五批全国老中医学术经验继承工作导师;首批全国中医药传承博士后导师;全国名老中医虞坚尔传承工作室、虞坚尔上海市名老中医学术经验研究工作室导师。

他还兼任中华中医药学会儿科专业委员会顾问、世界中医药学会联合会儿科专业委员会副会长、全国中医药高等教育学会儿科教学研究会副理事长、上海市中医药学会副会长、上海市中西医结合学会副会长、上海市中医药学会儿科分会主任委员、《中国中西医结合儿科学杂志》副主编、《中西医结合学报》副主编等,在中医儿科界具有一定的学术影响力。

在长期临床实践中,他主持多项科研项目:国家中医药管理局"十二五"中医药重点学科建设项目1项,原国家卫生部(现国家卫生和计划生育委员会)临床重点专科建设项目1项,国家中医药管理局"十一五"、"十二五"重点专科建设项目各1项,海派中医流派(徐氏儿科)学术经验传承基地建设项目1项,以及上海市中医临床优势专科(病)建设项目,上海市中医特色专科,上海中医药大学临床优势学科等。他还承担国家自然科学基金课题、国家中医药管理局课题、上海市科学技术委员会课题多项,部分项目获国家级及市级科技奖,并在核心期刊发表专业论文100余篇。

他不仅注重自己的学术研究,而且注重培养人才。其中上海市中医药"领军人才"1名,首批全国中医药传承博士后培养项目1名,第五批全国老中医学术经验继承人2名,上海市首届"杏林新星"1名,首届上海市优秀青年医师1名,上海中医药大学第二至五批后备业务专家各1名,培养中医药硕、博士研究生数十名。

在学术思想及临床实践中,他为中医儿科学的发展做出许多贡献:

(1) 继承上海市名中医朱瑞群教授学术经验,首次提出反复呼吸道感染迁延难愈的病机在于正虚邪恋,"肺肾不足、余邪未尽"是其发病缘由,以"补肾固表"法防治小儿反复呼吸道感染,发挥其调节异质性,取得较好疗效。

(2) 立法"化痰祛瘀平喘",确定"三期分治、内外合治"治疗哮喘,内治以健脾化痰补肾平喘,宣肺降气以定其喘,化痰以治其本,兼逐瘀以撼其根,外治以"小儿敷贴方"外敷穴位,大大减轻哮喘发作频率和程度。

(3) 诊疗小儿疾病首先重视顾护脾胃,擅用健脾法,对感染后脾虚综合征疗效良好;针对现代儿童骄恣任性突出,若所欲不遂,常有肝气不疏、肝脾失调、肝胃失和者,多治以柔肝理脾法。此对肝郁脾虚证厌食患儿收效颇佳。

(4) 继承徐氏儿科"潜阳育阴"学术思想,结合多年临床经验,立法滋阴清热、化痰散结,创"抗早2号方"防治小儿性早熟,收效良好。

(5) 诊疗中时时体现三因制宜、病证合参,处方遣药轻清灵动,对降低医疗成本,减轻患者负担,及开发和推广中医药在上述疾病防治中的特色优势作出贡献,部分学术成果已入选全国高等中医药院校规划教材,为形成专科诊疗哮喘、反复呼吸道感染、厌食等疾病奠定了坚实基础。

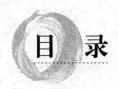

目 录

医　案　篇

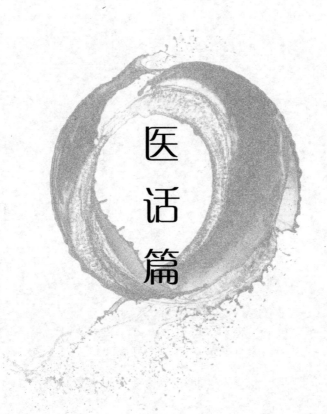

医话篇

"证"的研究思路之我见

辨证论治是中医临床诊病的核心，"证"一直是现代中医研究的重点。证是患者就诊时疾病的综合情况概括，它是机体在疾病发展过程中的某一阶段的病理概括，既包括了病变的部位、性质以及邪正关系，又反映出了病证发展过程中某一阶段的病理变化本质，因此它反映了患者的主要病痛所在。对"证"的研究，虞教授提出从以下几方面着手。

1. "证"的规范化研究 由于中医"证"目前很不规范，首先是证名不规范，如"脾失健运"，可称"脾不健运"、"脾气下陷"，又可称"脾虚气陷"；其次，"证"的诊断标准没有考虑到病的影响，一些"证"的主症、次症、兼症、舌苔、脉象，在不同的病中其主次地位是可变的；再次，"证"的诊断不应是简单的叠加，如脾气虚证不应等于脾虚证加气虚证。此外，许多"证"的诊断标准的制定是从中医理论、文献及专家咨询等初步认定后，进行流行病学调查根据多元统计回归得出诊断方程。但这些中医理论、文献及专家咨询都是带有主观成分、尚有待严格科学论证的认识。认识到"证"的规范化研究的重要性，努力尝试开辟一些研究新途径。其内容为：① 继承。即保持中医传统诊疗体系，通过学习、整理，保留沿用与现代临床相适应的部分古病证名称、分类方法、治疗方法。② 规范。中医病证命名要避免不确定性和随意性，尽量规范化，病名要反映疾病的本质特征，要区分病、证、症三个不同概念，建立高标准的中医疾病分类代码体系。③ 互助。运用西医检查诊断的长处，如借用其病名，用西医指标使病证诊断客观化。④ 否定与反思。对不符合临床实际的错误认识进行反思、否定。⑤ 创新。创立新的病证名，对旧病证进行标准化、规范化研究，确立以辨病论治为主体的诊疗模式。

此外，我们可引进数学方法，对证候规范化研究做有益的尝试。例如采用国际量表设计原则,遵循中医学理论,并吸收中医专家经验,将某种疾病(如中风病)分为风、火、痰、瘀、气虚、阳虚阳亢六大类证候,并根据症状对证候判断的权重进行积分,制定证候量化诊断标准。还可运用临床流行病学调查和循证医学的方法探讨中医证候演变规律,规范证候研究。

2. "证"的临床和实验结合研究　中医的"证"是一个整体层面上的综合性临床病理概念。动物模型中所得到的客观指标很难真正反映临床"证"的实质,"证"实质研究应以临床患者为主体而不是单靠动物模型。

研究重心应放到临床和实验研究相结合上来。"证"实质研究是一项复杂的系统工程,难以单纯用现代医学还原分析予以阐释。"证"的研究要做到病"证"结合、整体与局部结合、动态与阶段结合、综合和分析结合、临床与基础结合、医与药结合。"证"研究的突破口在于:以病代"证"的研究;以流行病学调查手段和循证医学方法研究病的症候规律;以现代检测手段研究病的不同证候的特异性;以病代"证"的动物模型制作及方药筛选。所有这些都需要建立在实验研究和临床研究的基础上。

3. "证"的宏观与微观辨证结合研究　西医检测手段(影像学诊断、病理学诊断、基因诊断等)的运用,对于揭示疾病的本质发挥着巨大的作用。结合西医学检测手段不仅拓宽和延伸了传统"四诊"的视野,而且在某种程度上能提高中医临床诊治水平。如对症状不明显的糖尿病,根据血糖升高而按中医"消渴"论治;大便隐血试验阳性则按"便血"论治;使中医在所谓"无证可辨"的情况下有了辨证的依据,此即一般所说的"微观辨证"。

根据中医理论和疾病的"外候"所辨出来的"证",与通过微观指标分析所得出的有关"证"的结论,其间存在着较多的歧义。因此,对"宏观辨证"和"微观辨证"的结合还需要一段时间反复比较和深入探索。研究中须注意以下几点:① 要给微观指标赋予某种辨证意义,需要经过严格的对比观察,避免只重阳性符合率的片面性。② 宏观辨证应当规范化,必须根据中医自身的理论体系对宏观辨证进行界定,这是与微观辨证结合的前提。③ 以宏观辨证为主体,微观指标作参照,不能以微观指标代替宏观辨证;从宏观角度来考察患病机体的变化仍显示出极大的魅力,故应加强中医传统诊法的继承与研究。④ 微观指标的选择,应考虑其在辨证中的意义,还需注意同病异证、异病同证之间的差异。

4. "证"的辨病与辨证结合研究　病是指人体功能或病理形态的诊断学概念,反映了疾病内在的病理、生理变化规律贯穿于疾病的全过程。"证"是疾病某一阶段多种因素的概括,反映了人体功能整体调节的即刻状态。一般来说,"证"寓于病之中,病可表现为不同的"证"。以病为经,以"证"为纬,病"证"结合研究更能从疾病的整个发展过程中正确把握"证"的本质。西医的辨病与中医的辨证相结合,已成为中西医临床结合的主要途径之一。这种结合目前只是中西医两套诊治思维的组合,还有待于从理论高度上的融合。

中医的"证"主要反映患者机体在患病时的反应状态,使用辨证手段直接把握机体这种病理性状态,配合针灸、中药等治疗手段调整机体潜在的自我调节功能,综合调动机体抗病能力,重建机体阴阳平衡,这是中医辨证论治的优势。机体在患病时的反应状态在许多疾病中有共同的规律,然而,患病时有哪些常见的反应状态? 能否运用已有的辨证方法(八纲、脏腑、卫气营血、三焦辨证等)加以判断? 或运用常见的基本方法加以调整? 这些问题都有待于研究。在中医临床及科研上,中医辨证结合西医辨病已成为不可抗拒的潮流。

综上所述,只有按照中医自身的特点,使用科学的方法和手段进一步明确"证"的概念,进行"证"的规范化研究,将实验研究与临床研究相结合,宏观辨证与微观辨证相结合,西医辨病与中医辨证相结合,才能使中医辨证更趋标准化、规范化和现代化,达到指导临床实践,提升临床疗效,丰富和完善中医学理论体系的作用。

证的量化初探

辨证论治是中医临床诊病的核心，"证"一直是中医研究的热点。

虞教授指出，"证"的实质研究是一项复杂的系统工程，难以单纯用现代医学还原分析予以阐释。只有按照中医自身的特点，使用科学的方法和手段进一步明确"证"的概念，进行"证"的规范化研究，将实验研究和临床研究相结合，宏观辨证与微观辨证相结合，西医辨病与中医辨证相结合，才能使中医辨证更趋标准化、规范化和现代化，达到指导临床实践，提升疗效，丰富和完善中医学理论体系的作用。他还提出，可采用国际量表设计原则，遵循中医学理论，并吸收中医专家经验，引进数学方法，制定证候量化诊断标准，对证候规范化做有益的尝试。下面试从八纲辨证始，建立一个坐标、两个联系，探索证的量化。

1. 证的量化当从八纲始　辨证论治的量化是一项庞大的工程，需先找到突破口，一步步循序渐进地建立并完善工作平台。证的量化宜从八纲辨证始，这是因为：其一，有其可行性，八纲辨证本身就含有阴阳思想。阴阳是二进制在中国古代朴素唯物主义思想中的体现，与数学有着天然的联系。如果说二进制把人类文明带入电脑文明时代，相信阴阳也会把中医事业带入一个新的时代。其二，八纲辨证是中医辨证论治的基础。八纲以阴阳为总纲，表里、寒热、虚实为细目，天然的三条坐标线，把辨证立体化，以表里定病位，则六经、十二经、卫气营血、脏腑等各病位辨证均可列位；以寒热定病性，则疾病性质得知；以虚实定病势，则邪正关系得明。八纲辨证既明，则其他辨证亦有了方向。

2. 八纲辨证立体坐标图简介　表里、寒热、虚实为三条相交的坐标线，以表里定病位，以寒热定病性，以虚实定病势，这样就形成了一个立体坐标系统，类似数学中的坐标图（图1）。下面分述三条坐标线。

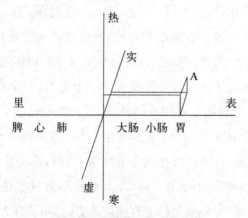

图1　八纲辨证立体坐标图

表里(病位)线:只要是与病位有关的,宏观如脏腑、器官、组织、细胞等;微观如基因等分子层次,中医学概念如五脏六腑、卫、气、营、血、经脉等都可列入。机体是立体的,把立体的机体缩略投影于一坐标线上,就是病位线。如何量化呢? 试举一例,仅作参考(以下量化仅为说明问题而假设,实际工作中未必如此):五脏六腑由表到里依次排列于坐标线上,大、小肠,胃等六腑为阳;肺、心、脾等五脏为阴,可规定在病位线上,—10 标示肺,—20 标示心,—30 标示脾,10 标示大肠,20 标示小肠,30 标示胃。这样就可根据特定的量表来评估、测量病位所在。另外,中医脏腑观与西医脏腑观不同,又都有心、肝、肺、脾、肾、胃、小肠、膀胱等,如何区别之? 暂时规定凡精确到整数位的为中医学之概念,凡精确到小数位的为西医学之概念,如—10 标示中医之肺,—10.0 标示西医之肺,小数点后位数越多表示测量越精确,层次越微观。这样就使得略于解剖的中医学与详于解剖的西医学共存于一坐标系中,互学互长。

寒热(病性)线:只要是与温度病性有关的,均可列入。寒热线与现代温度概念不同,正值表示热证,负值表示寒证。需经特定的量表来评估、测量,值越大(不考虑符号,下同)表示程度越深。

虚实(病势)线:这里需要明确的一点是,按传统的中医学观点,虚指正气虚,实为邪气实;而在此坐标线上就必须要保证概念的一致性,要么指正气,要么指邪气,这就需要分为两条线,暂定病势 1 线为正气线,病势 2 线为邪气线。在图1中,暂时规定虚实线为病势 1 线,正值为功能亢进,负值为功能不足。

均需经特定的量表来评估、测量,值越大表示程度越深。

需要明确的是:① 病位线的特殊性,病位线是从宏观到微观、多方面、多角度观察得出的一个患者由里至表的图谱,是立体的机体的线性缩略投影图。② 除病位线外,其他任何一条坐标线对于一个患者,一个病位,一定时间,有且只能有一个点(即只能且必须有一种状态)。③ 一条坐标线只能标示一个概念,如前虚实线中所述,其他坐标线也一样,均需保证坐标线的一致性。④ 只要坐标轴满足,每证都可在这个系统中找到自己的位置,都是一个立体多维图像。以脏腑辨证为例,图 1 中 A 点辨证即为胃实热证,其他如六经辨证、卫气营血辨证等,只要病位轴上有相应位置,都可依序列入图 1 中。⑤ 在实际中,各条坐标线并不是简单的直线,只是从最简单的模型做起,比如,寒极生热、热极生寒,寒热线应是类似太极阴阳鱼的图。

当然这只是一个辨证的基本图,根据具体情况,还可以添加坐标线,如标示邪气的坐标线、标示病理产物的坐标线等。如果将图 1 绘得足够完整,则是一个人一定时间的健康状况图。再加上时间轴,则是一个人的健康动态图。再进一步将病位线拓展到容纳人格、社会关系等心理、社会因子,则可与生物、心理、社会医学模式结合,开拓更大的天地,更好地为人类服务。

量化的大体目标有了,那么如何进行实际的操作呢? 需要并可以借助的力量——现代心理量表及循证医学等。

3. 证的量表化 证的量化是实质,而其表现形式则是量表化。如果说量化偏重于理论,那么量表化则更靠近临床实践,两者之间的辩证关系是:证的量化为量表化提供内在的动力;证的量表化为证的量化的具体表现形式,两者相互联系,缺一不可。

辨证论治量表化可以借助的两支生力军:一支是现代心理量表,一支是循证医学。现代心理量表为证的量表化提供了可借鉴的模式,循证医学则为其提供了强有力的武器。

(1)证的量表化可借鉴现代心理量表的成功之处:从非生物到生物再到心理社会现象,后者均在前者基础上产生,也较前者更为复杂。测定某些精微的物理和生物现象很不容易,相比之下心理现象更为难测,而心理、智力、人格等尚可用一系列的量表进行测试、评估,这就开拓了一条光明大道。其实心理测试可以溯源于我国隋唐之际的科举考试(当然当时的测试比现在的要简单许多),这就提示祖国文化中早已有心理测试,只是因种种原因未能发展起来而已;同时也提示中医学接受量表测试、评估的可能性。

但是,大家也不能盲目乐观,还应看到量表编制的艰巨性。量表的重要功能是使评定更为标准化,使资料更具可比性。编制一种新量表,得花相当的人力、时间和经费,国外有些量表专家以毕生的精力,甚至是一组研究者的毕生精力,用以创制和完善一种较为复杂的量表。另外,证量表的编制完成并不是整个工程的完成,而是刚刚开始,尚需在实践中不断检验并完善;同时,其相应的配套工程也需逐步建立,如治疗用药的量化评估等。因此证量表化的建立及完善不可能是短期内就能解决的问题,而是需要许多研究者几十年甚至几代人的努力。

千里之行,始于足下,证量表的编制应由小到大,从一点一滴做起,一种量表的编制应为一项研究课题,不能小视之,每次工作目标应有针对性,宜小不宜大,逐步建立并完善证量表工程,创建证量表工作平台,为人类卫生事业增强力量。

(2) 证的量表化可借助循证医学:要进行证的量表化,就得先进行症状和证候的规范化工作,对此有学者认为,首先是"继承",即在梳理古典文献和现代研究成果的基础上,建立一套比较规范的症状和证候诊断标准,不必求全但求实。证候标准可以脏腑辨证为基础,结合八纲辨证,选择常见证型,确立基础证型和兼证。针对每个证型,分出主要症状、次要症状、或有症状等,作为第一步工作。"发展"就是在此基础上,开展大样本、多中心地系统临床观察,验证和修正既往假说,如此循环往复,使中医理论不断发展、完善。

辨证依据的是症状、体征、实验室检查等各方面临床资料,而这些临床资料在辨证中的地位不可能是同等的:有主要的,有次要的,也有非重要的。因此它们在量表中的分值也是有层次之分的,具体如何分配,就需要借助循证医学、流行病学中的方法来确定、评估、验证。当然,证的量化、量表化是一个庞大的工程,需要许多学者若干年的努力才能完成。

五行学说新探

1. **五行学说的精华** 精华在于五行生克制化关系,将五行关系简化,不外乎生、克两种关系。生克关系是事物的固有属性:每一事物自其产生之日起,就开始构建了一个生克关系网,并不断发展。第一,其产生,必然有生其者,有许多资生、助长、促进其产生的因素,不论动物,还是植物、微生物,都有其母体,有其适宜的条件;非生物的产生,也必然有其原料及产生条件。第二,有克其者,有许多制约、克制其生长的因素。生、长、壮、老、已,是世间万物必由之路,不可能有生无死,助长、促进及制约、克制其产生的因素从始至终,无时不在。第三,事物产生之后,也必然有许多由于它而产生的东西,有许多它所资生、助长、促进的东西。同时,也有它所制约、克制的东西。就这样,事物从其产生之日起,就与周围事物建立了普遍的联系,并不断发展,生克关系是事物的固有的基本属性,伴随其于始终。

五行生克制化是对辩证唯物主义中普遍联系规律、对立统一规律的原始朴素认识,具体体现于"五"与"二"之中。一方面,五行,实际上是以所观察对象为中心分为五类关系——克我、生我、我生、我克及本我,并以此为依据将所有与之关联事物分为五类,这是朴素的普遍联系观点;另一方面,五行学说把观察对象与周围事物的基本关系分为两类:生与克。生克相互对立而又统一,没有生就无所谓克,没有克就无所谓生,是朴素的对立统一观点。综上,五行有一中心,即本我,亦即观察对象。五行学说较阴阳学说深入之处在于五行学说已涉了本体,如果说阴阳是从宏观的角度以一分为二的观点来看世界,那么,五行就是从较之微观的角度深入地去认识世界中某一具体的事物与周围事物的关系。

2. **五行生克属性的可变性** 事物的五行生克属性不是一成不变的。随着条件的改变,事物的五行生克属性也会发生改变。在某一系统中可能是克我,在另一系统中也许就是生我了。例如,脾与肾,从水液代谢角度来说,脾属土,肾属水,肾为水之主,主司将水液气化蒸腾,源源不断地供应全身组织器官,脾土为水之制,将水固定于一定的渠道内,脾土可克肾水,使其勿泛。而从营养的角度来说,脾为后天之本,肾为先天之本,肾中先天之精不断地得到脾运化之水谷精气的滋养,才能充分发挥其生理效应。

3. **五行的时空观**　五行在时间上曲折前进:单论每一事物的五行关系,随着其生、长、壮、老、已,以其为核心的五行关系网也由小到大至终,之后则代之以其后辈的发展,这样,延续不断,每代都由小到大至终,曲折前进。从整体上来说,是程序性地向前推进。在这曲折发展的长链上,每一辈都有其固定的位置,起承前启后的作用,整个长链环环紧扣,后发生者在其前辈基础上进行。形象地说,如果把正在发生的用亮点来表示,把已发生的用灰色来表示,把未发生的用青色来表示,就可以发现,亮点随着时间前进而不断地从灰带向青带移动,整个条带为螺旋状。

五行在空间上的无限可分性及层次性:五行中的各行,随着认识的深化又可在更微观的空间中分出五行来;随着认识视野的开阔又可在更宏观的空间中将原先分属五行的一些事物统一为一行。可以说,观察对象有多小,五行关系就有多么微观;观察对象有多大,五行关系就有多大。因此,五行有很大的拓展性,理论上可以向微观和宏观两个方向无限地拓展。

在实际中,五行有层次性,这是由其观察对象的层次性决定的。观察对象大,其五行关系网也较宏观;观察对象小,其五行关系网也较微观。其微,可至器官、组织、细胞,乃至基因;其宏,可至人体、社会乃至宇宙。

五行生克模式与基因

　　大家一直把五行关系理解为在一平面上的一闭环状循环结构，生生克克，往复无穷，而实际上，这只是对于较低等的运动形式而言；对于像人体这样较复杂的生命运动，这样解释就很牵强。如果将阴阳五行综合，并以若干个拷贝，就是阴阳五行双环，这与大肠杆菌等低等生物的环状 DNA 结构很相似；将其环打开，并向两端延伸，就成为类似人类等高等生物 DNA 双链的螺旋状开放的立体结构，此被称为阴阳五行双链模式。下面运用现代分子生物学理论做阐述。

　　1. 双链中每一条单链内的五行关系　　从分子生物学角度来说，双链结构中最基本的功能单位，即 DNA 中具有生物学效应的片段——基因。基因有结构基因、启动子、增强子、终止子、顺式作用元件等，而用五行学说来看，基因之间的关系不外乎五类，对于某一基因来说，不外乎生我、我生、克我、我克及同行五种关系。如对于某一结构基因来说，有促进其表达的启动子等，即生我；亦有抑制其表达的终止子等，即克我；同时它被激活后，亦必然有它所促进其表达的基因，即我生；也必然有它所抑制其表达的基因，即我克。

　　这种五行关系（木→火→土→金→水→木），每运行一周后，就走到同行，看似回到从前，其实同行而不同位，亦不同辈，这是时间及空间上依次的程序性表达。只有在前者表达的基础上，才有后者的表达；后者的表达是前者的延续，并不重复。

　　2. 双链的相互关系　　双链结构中二链一阴一阳，一主一从，相随相伴。如每条链上的每一单位（设为本我）对面链上最近的单位，必是生我或我生；如果是克我或我克，就代表着双链局部的解链、分离，接着便是复制或转录；如果是同行，则表示该细胞中有完全相同的两套染色体，是细胞分裂的开始。

"运脾"析义

"运脾"一法首先由江育仁教授提出,他认为,"欲健脾者,旨在运脾,欲使脾健,则不在补而贵在运",强调了健脾的关键在运。张隐庵《本草逢源》云:"凡欲补脾,则用白术;凡欲运脾,则用苍术。"因此一些学者认为苍术是运脾之主药。本文则认为"运脾"之理、之法实肇自《黄帝内经》,是阴阳五行学说的具体体现,运脾宜双不宜单,单味药很难达到运脾之效果,只有双味或多味药才能较好地运脾。

1. 苍术等药与运脾不能等同 脾宜常运,而苍术等药则不宜常服,因此不能把苍术等药与运脾等同。苍术其实功在芳香燥湿,不在运脾,合以枳实等降气之药,一升一降才能达到运脾之效果。运脾实际上是中医学阴阳五行学说的具体应用。

2. 运脾说 运脾说体现了近现代辩证唯物主义观点、中医学阴阳五行学说,体现了"动"的观点。

辩证唯物主义认为,世界万物是永久地、无条件地运动着的,静止是相对的,有条件的,而其运动又是有规律的。《素问·阴阳应象大论》云:"阴阳者,天地之道也,万物之纲纪,变化之父母,生杀之本始,神明之府也。"即指明阴阳既相互对立,又互根互用,变化多端,是万物运动变化之根本所在。《素问·阴阳应象大论》又云:"清阳上天,浊阴归地,是故天地之动静,神明为之纲纪,故能以生长收藏,终而复始。"阳生阴长,清阳降以温煦全身,浊阴升以润养全身,循行不止;中医学认为人体有心、肝、脾、肺、肾五大系统,相对独立,既对立制约,又互根互用,相互作用。肝生心,心生脾,脾生肺,肺生肾,肾生肝,生生不息,人生则五行生,人死则五行止。中医学之五脏中,为何独见"运脾",而未见"运肺"、"运心"、"运肝"、"运肾"之说,这是由脾土在五行中的位置及其功能决定的。

脾居中央,为大运;余四居周围,为小运(图2)。图2实际已包含有脾升胃降、心肾相交、肝升肺降三大升降相因、不死不休、运化不已的循环系统。从功能上来说,土有承载万物之功能,居中央,其他四行的运转都是建立在脾运正常的基础上进行的。中央之脾土为运化之枢纽,在人体这个有机体中,抓住了脾胃这个重要环节,就抓住了健康之道、养生之道、治病之道。张仲景曾说:"四季脾旺不受邪",李杲也曾说:"内伤脾胃,百病由生"。不管在诊断,还是辨证、治疗,注重

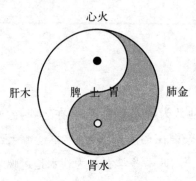

图2　五脏五行阴阳图

脾运,则事半功倍,否则事倍功半。图2是最简单运脾模式图,实际中要复杂得多。

3. 运脾含有"生生不息"之意　脾运在整个气机运化中处于枢纽地位,从生理上来说,脾本身有运化的功能,脾能正常运化,水谷精微得布,则全身气机气化得助,是保证人体健康无疾之路。病理上,如果脾胃运化不行,则全身气机气化亦滞涩不畅,于是百病丛生。治疗之法则贵在运脾,轻轻一拨,庞然大运,自然运行,其关键不在运,而在于因势利导,使其自运。运脾与健脾大有区别:健脾是一个相对静的观点,对于脾虚的症候,益气健脾,使脾气健旺;而运脾则不但要运脾,亦使脾自运,调动脾自身积极性,使之生生不息,运化无穷。运脾之关键在"运",为达到运脾有许多方法,脾升胃降可以达到运脾,心肾相交、肝升肺降也可达到运脾,运脾的目的则在于使全身气机得运,气化得行。

4. 运脾的用药特征　由上可以看出,运脾至少需两味药,亦最好是两味药。单味药作用方向的单一性,决定了其难以使脾胃动转。当然有的单味药可能有升降双性,但往往难以达到升脾降胃、交通心肾或疏肝降肺等双方面的作用,只有两味或以上才会更有效运脾。而临床上药方大多是多味药,用药太多可能由于作用方向太杂乱,影响人体,扰乱气机;作用力相互消长,难以控制而事倍功半,因此在实际工作中把握好运脾是难度较大而又非常重要的一件事。

5. "运脾"说首现儿科的缘由　"运脾"说首现儿科不是偶然,其与儿科的生理病理特征及儿科的用药特征有着很大联系。小儿在生理上有着脏腑娇嫩、形气未充,生机蓬勃、发育迅速的特点,相较成人、老年人来说,更能体现"动",更能体现"生生不息",亦更能体现"脾之运";病理上,小儿发病容易、传变迅速,易虚易实,易寒易热,更容易伤及脾运;儿科用药,则如张景岳所言"随拨随应,但能确得其本而撮取之,则一药可愈",更容易验证运脾之效。这样,在生理上更能体现脾运,病理上脾运更易受伤,用药上运脾更易见效的儿科,首先出现了运脾学说。

而运脾说不仅适用于儿科,而且有着更广的适用范围,有些医家将运脾说应用于妇科病、冠心病(冠状动脉性心脏病)等内科病。运脾说是中医阴阳五行学说的具体应用,极大地充实了中医学,应该努力丰富并发展这些理论以继承发展中医学,更好地为人类卫生事业服务。

中医藏象精气与干细胞关系研究

　　中西医结合提出至今,一直是结而不合,究其原因,非常重要的一点就是缺乏基础理论上的结合。干细胞、肿瘤干细胞研究近年来逐渐受到人们重视,并发现,干细胞与中医藏象有着相通之处,这就为中西医结合基础研究提供了契机。

　　1. 干细胞研究现状　　干细胞(stem cells)即起源细胞,是指一类具有极强的自我更新能力,并能产生至少一种类型高度分化子代细胞的细胞。其具有两个最基本的特征:一是自我增殖能力,通过对称分裂产生与自身完全一样的子代;一是分化潜能,通过不对称分裂产生所有类型的子代细胞。通常情况下,它们处于静止、不增殖状态,并受内、外因素的调控。根据干细胞发生学来源将其分为胚胎干细胞和成体干细胞。按其分化能力大小可以分为三类:全能干细胞(如胚胎干细胞)、多能干细胞(如神经干细胞)和专能干细胞(即前体细胞,如胶质前体细胞)。胚胎干细胞通常是指由胚胎内细胞团或原始生殖细胞经体外抑制培养而筛选出的细胞。胚胎干细胞具有发育全能性,理论上可诱导分化为机体中所有类型的细胞,体外可大量扩增、筛选、冻存和复苏而不会丧失其原有的特性。成体干细胞是指存在于一种已经分化组织中的未分化细胞,这种细胞能够自我更新并且能够特化形成组成该类型组织的细胞。越来越多的证据表明成体干细胞广泛存在于包括脑、视网膜在内的各种组织中。另有证据表明成体干细胞在特定的条件下可以分化为另一种类型的组织细胞,如造血干细胞可分化为星形胶质细胞,神经干细胞可分化为造血细胞等,即干细胞的转分化。

　　2. 中医藏象研究　　藏象理论是中医学理论的基础内容,在中医学理论体系的发展进程中起到了不可或缺的重要作用。中医"藏象"一词,最早出自《素问·六节藏象论》：“帝曰：藏象何如？岐伯曰：心者，生之本，神之变也，其华在面，其充在血脉，为阳中之太阳，通于夏气。肺者，气之本，魄之处也，其华在毛，其充在皮，为阳中之太阴，通于秋气。肾者，主蛰，封藏之本，精之处也，其华在发，其充在骨，为阴中之少阴，通于冬气。肝者，罢极之本，魂之居也，其华在爪，其充在筋，以生血气，其味酸，其色苍，此为阳中之少阳，通于春气。脾、胃、大肠、小肠、三焦、膀胱者，仓廪之本，营之居也，名曰器。能化糟粕，转味而入出者也。其华在唇四白，其充在肌，其味甘，其色黄，此至阴之类，通于土气。”张介宾《类经》注：“藏居于内，形见于外，故曰藏象。”马莳《素问注证发微》注：“夫藏在内，而形之于外者可阅，斯之谓藏象也。”

现代许多学者从多方面对藏象进行了研究。各种观点虽然在用词上有很大突破，但内涵上还是与古人相合的，不外乎两点：① 藏隐于内，象显于外；② 藏为本，象为标。

3. 中医藏象与干细胞关系　中医之“藏”与干细胞有着许多相通之处：位置上，藏隐藏于内，干细胞亦隐藏于内；功能上，藏为气化之源，干细胞为众多功能细胞之源；病理上，病入“藏”，往往为难治或不治之症，而干细胞发生疾病往往比普通功能细胞发生的相同或相似疾病更加棘手。

中医的许多学说如五行学说符合辩证唯物主义中普遍联系规律，理论上可以向微观和宏观两个方向无限地拓展。藏象学说也同样可延展至微观，其在细胞层面的实质：干细胞群为“藏”，主藏，隐藏于内，可产生与自己相同的子代，对于保持生命的内稳定性有着重要作用，主静；普通功能细胞群围绕于干细胞群周围，为“象”，其功能活动表现于外，其更新、变化较干细胞群为快，主动。

以上，通过中西医结合研究藏象与干细胞关系，旨在抛砖引玉，希望能引来一个中西医结合基础理论高度发展的时代，使中医学更好地继承发扬，继其精华，破茧而出，为人类卫生事业做出更大贡献。

中医药临床疗效评价探索

　　中医药学是一个伟大的宝库,蕴藏着无穷的医学瑰宝。然而中医传统总结临床疗效的方法只侧重症状的改善,多停留于个案报道,疗效评价标准因人而异,不能充分体现中医辨证施治,个体化诊疗和综合干预的整体调节的特色和优势,难于得到重复验证和广泛认同,缺乏一整套完整的疗效评价体系和严谨的思路方法,也没有系统的操作规程和质量控制,评价疗效的深度和广度不够。中医药临床疗效评价已经成为中医药发展的一个瓶颈。

　　如何对传统医学客观进行疗效评价是一个非常复杂的问题,作者认为,中医药临床疗效评价必须坚持三原则:我主人随原则;多学科研究原则;辩证的否定原则。

　　第一,必须坚持我主人随的原则,即由真正懂中医的人来评价中医药疗效。在中医药临床疗效评价问题上,必须在三个层面上坚持以我为主。一是以中医药学本体思想为主,坚持整体观念、辨证论治等中医药本体思想,这主要是从软件层面讲的。二是以具有中医药学知识、思想之中医人为主,这主要是从硬件层面讲的。三是以具有中华民族文化底蕴的中医人为主,这主要是从中医药国际化层面讲的。三个层面缺一不可,否则一切都是空话。

　　传统中医药临床疗效评价的重要性在于:① 科学传承中医药优秀的临床实践经验;② 探索和建立符合中医药特点的评价参照系,以更加贴切地反映中医药学术特色;③ 对虚假和不实事求是的评价以及评价不当者予以纠正。要真正做到这些,就必须坚持我主人随的原则。

　　第二,一定要与当代最先进的哲学思想、科学技术密切联系,坚持多学科研究原则,坚持百家争鸣、百花齐放。中医药学本身是一个开放的系统,历来是广泛吸收营养而不断地成长起来的。需要并能够吸收先进的哲学思想、科学技术等。目前众多的学者从多方面对中医药临床疗效评价进行了研究,如借鉴循证医学的思路和方法,建立一整套完整的临床疗效评价体系;综合的疗效评价方案,包括医生对患者的功能的评估、理化指标、照顾者的报告和患者报告四方面内容,生存质量等。这些研究都从多方面研究并发展了中医学。然而,这些研究都没有很好地坚持"我主人随"原则,或者是以其他学科人员为主,或者是站在现代科学的角度研究中医学。只有将"我主人随"原则及多学科发展原则两者结合起来从中医内部发展中医,中医才能真正得到发展,这就要求我们还要坚持第三个原则。

第三,一定要坚持辩证的否定原则。辩证的否定是内在的否定,有一个肯定—否定—否定之否定的盘旋而前进的过程。首先要肯定中医药的合理性及其对中华民族、对人类卫生事业的贡献;其次就是从自身来否定,中医药是有缺陷的,不是完美的,并剔除其糟粕;最后就是否定之否定,继承中医药之精华,进一步完善中医药体系,提高中医药的层次。如果从外部全盘否定则非辩证的否定,那是抛弃,就相当于把婴儿和脏水一起扔掉。

综上所述,中医药临床疗效评价坚持三原则,对于客观、全面地认识中医药的价值,对提高中医药学综合治疗中的地位,完善中医药疗效评定标准具有重要的积极意义,对于中医药学的继承与发展有着非常重要的意义。

浅议咳嗽变异性哮喘的发病时间

　　咳嗽变异性哮喘,以咳嗽为主症,目前世界范围内发病率呈上升趋势。虽然在其病因、病机及治疗方面学者们给予了广泛的关注和论述。同时也认识到其咳嗽的特点在时间上有一定的规律性:即早晚咳多,准确地说是多在入睡前与清晨醒后咳嗽明显且集中,在夜间醒来时亦咳。而其中的机制鲜有人论及。今略谈对其机制的认识。

　　人的寤寐与卫气出入运行存在一定的规律。《灵枢·卫气行》描述卫气运行"阳主昼,阴主夜。故卫气之行,一日一夜五十周于身,昼日行于阳二十五周,夜行于阴二十五周,周于五脏。"《灵枢·口问》进一步论及机制,"卫气昼日行于阳,夜半则行于阴。阴者主夜,夜则卧……阳气尽,阴气盛,则目瞑;阴气尽而阳气盛则寤矣"。由此可见,卫气的运行是有规律的,人身寤寐的生理活动与卫气昼夜运行变化的规律息息相关。白天卫气出于外运行于阳经,人体阳气盛于外,入寤而精力充沛;夜间卫气入于内,运行于阴经和五脏,人体阴气盛于外、阳气尽,入则寐而休息。

　　入睡前与清晨醒后正是衰减的卫气欲入于阴和渐增的卫气刚出于阳的时候,虽然古籍中少有笔墨论及这个短暂过程,借鉴《灵枢·口问》论及人之欠的机制:"黄帝曰:人之欠,何气使然? 岐伯答曰:卫气昼日行于阳,夜半则行于阴……故阳气积于下,阳气未尽,阳引而上,阴引而下,阴阳相引,故数欠。阳气尽,阴气盛,则目瞑。欠者,睡眠之前兆也。"《景岳全书·杂证谟》指出:"卫气者,阳气也。入于寐时,则卫气入于阴分。"由此可见,入睡是衰减的阳气和渐增的阴气阴阳相引相接,阴阳此长彼消的过程;同样,醒来是衰减的阴气和渐增的阳气阴阳相引相接,阴阳此消彼长的过程。这是人体正常的生理现象。《灵枢·营卫生会》云:"壮者之气血盛,其肌肉滑,气血通,营卫之行,不失其常,故昼精而夜瞑。"《灵枢·邪客》:"调其虚实,以通其道而去其邪……阴阳已通,其卧立至。"显然,卫气一昼夜的正常的生理运行随时间节律有其自身盛衰消长的变化;同时卫气正常运行有两个基本条件:① 卫气充盛;② 卫气的运行通道畅达。咳嗽变异性哮喘多发生在患儿晚上入睡前和清晨醒来之后,恰恰说明其存在卫气不足和运行通道郁滞不畅,卫气闭束的情况。

卫气的生成古有"卫气出上焦"、"卫气出中焦"、"卫气出下焦"之论,其实并不矛盾,只是论述着眼的角度不同而已。卫气的生成和充盛是根源于下焦,长养于中焦,开发于上焦。卫气出下焦,肾中先天之精气,寄寓着元阴元阳,肾中元阳是卫气之根,是化生卫气之源。卫气出中焦,是说脾胃是水谷之海,化生水谷精微不断滋养培补卫气,《灵枢·营卫生会》云:"人受气于谷,谷入于胃,以传与肺,五脏六腑,皆以受气,其清者为营,浊者为卫。"《素问·痹论》云:"卫为水谷之悍气。"说明卫气是水谷精微中活力很强的那部分物质,靠中焦水谷精微的充养才能充盛。卫气出上焦,卫气是依靠上焦肺的宣发作用,布散于全身,发挥其卫外固护肌表,温养脏腑组织,调节腠理开合的作用。张志聪《灵枢集注》云:"卫者,阳气水谷之悍气,从上焦而出,卫出表阳,故曰卫出上焦。"综上所述,卫气根源于下焦,由肾中之精元阳所化生,长养于中焦,依靠中焦运化的水谷精微的不断滋养而得到补充,通过上焦肺的气化作用宣发敷布全身而发挥其生理效应。

如果肾阳虚微,化生卫气之源匮乏,或脾胃虚弱,饮食失节,水谷精微不能源源不断滋养充实卫气,或肺气虚、宣降功能不利,不能运行、敷布卫气,都可影响卫气的充盛和功能,致使卫气虚,咳嗽变异性哮喘的时间特点也反证了卫气虚的存在,潜在的病本溯本求源则是肺脾肾虚。

人体表的肌肉、腠理、皮肤、玄府是卫气白昼循行布散之处,卫气有护卫肌表、温养肌肉、皮毛、司开合、防御外邪的作用。《灵枢·本藏》云:"夫卫气者,所以温分肉,充皮肤,肥腠理,司开合者也。"明·孙一奎在《医旨绪余·宗气营气卫气》概括了卫气的功能:"卫气者,为言护卫周身,温分肉,肥腠理,不使外邪侵犯也。"肌肤腠理是机体抵御外邪的首要屏障。卫气温养肌肤腠理,司汗孔开合有度,使皮肤柔润,肌肉壮实,腠理致密,形成肌表一道抵御外邪的防线,使外邪不能侵入机体。《灵枢·本藏》说:"卫气和则分肉解利,皮肤润柔,腠理致密矣。"鉴于卫气的多种功能作用,主管表气,而根于里气,肺、脾、肾,关乎人体内外,因此《灵枢·禁服》高度评价卫气:"审查卫气,为百病母",《类经》则强调:"卫气者,阳气也,卫外而为固。阳气不固则卫气失常,而邪从卫入,故为百病母。"都明示了卫气对人体的重要性。

人体防御外邪的能力是依靠卫气实现的,也就是卫气的功能表现。人与外界自然环境的直接接触是人体的皮肤肌表,卫气虚,不能固护肌表,皮毛玄府开,肌肉松弛,腠理疏松。《灵枢·刺节真邪》说:"其卫气去,形独居,肌肉减,皮肤纵,腠理开。"皮肤纵,腠理开,易汗出,故易感外邪,外邪更易侵袭人体,外邪与卫气相搏,导致卫气郁滞不通,其中寒邪居多,寒邪性收敛,闭束卫气,使卫气闭束不舒,故临床常既有汗出多又兼恶寒,汗出多是卫虚表不固,恶寒是卫气闭束不舒,看似矛盾,实则共存。《素问·调经论》云:"上焦不通利,则皮肤致密腠理闭塞,玄府不通,卫气不得泄越。"外邪侵袭人体首先郁阻肌表的卫气,进而伤及卫气,虚而再伤,卫气循行不利,越发肌肤失养,腠理失密或郁滞不通。因此,咳嗽变异性哮喘患者易外感、易汗出、恶寒,常伴鼻塞、喷嚏、清涕,皆是肺气失宣、营卫不和、营卫郁遏不通之表现。肺气失宣,肺气上逆,咳嗽时轻时重;体表卫气循行通道郁滞不畅,卫气闭束不舒,可使卫气运行不利;卫气虚运行无力亦致卫气涩滞。卫气在生理的偏弱之时行阴阳之间出入之职能,再加之通道不畅受阻,卫气行使职能在肺,卫气虚之时,亦是肺气虚之时,肺宣发失职之能越加彰显,肺气上逆故咳嗽,这就是咳嗽变异性哮喘的病机关键。治则既要实卫,又要宣通。

另外,咳嗽变异性哮喘常在夜间醒来时咳嗽,卫气夜入于阴,不能护卫肌表,《景岳全书·杂证谟》指出:"卫气者,阳气也。入于寐时,则卫气入于阴分。此其时,非阳虚于表者而何?"夜间卫阳虚于表,夜间气温低,外寒加于表,加重肌表郁遏,直伤卫气、肺气。而此时,肺宣发治节能力最弱,夜间起夜,卫气虚相应调节的能力差,难以适应寐醒之变化,故短暂醒来时即表现出咳嗽。

诚然,与咳嗽关系最为密切的是肺。肺居上焦,为五脏之华盖,开窍于鼻,外合皮毛,肺主气,司呼吸,主宣发肃降,肺朝百脉,主治节。肺以降为顺,将自然界阳气和相火收降于内,将体内阳气宣发敷布于体表而为卫气,护卫肌表,肺宣降失常,不能固护肌表则表虚,肺气上逆则咳嗽;肺外合皮毛,外邪入侵,卫气郁阻,首先犯肺,肺气失宣则咳;肺主治节,治理调节之意,节也指节气、节律。肺主治节治理调节节律性的规律变化,包括卫气入阴则寐,出阳则寤,以及人体调节自身适应外界的自我调节系统,肺气虚,调节能力减弱,在睡、醒变化之时尤显调节之力不足,加之肺气失宣,故此时出现咳嗽。以上数个环节共同作用,相互影响才使咳嗽发作有时。

综上所述,咳嗽变异性哮喘之病位在肺,与脾肾关系密切。在肺与肺主气、主宣降、主治节、外合皮毛多种功能息息相关。存在脾肾阳气虚,脾肾是卫气生成的源泉,肺、脾、肾虚共同导致卫气虚,而且体表卫气循行通道郁滞不畅,卫气闭束不舒,两者相互作用,这是咳嗽变异性哮喘发病时间的机制,也是咳嗽变异性哮喘的基本病机。

儿科临证方药特点

1. **理法方药，了然于胸** 虞教授认为，为医者，须将理法方药谙熟于心，临证方能得心应手。中医临证要"有方有药"。清·徐灵胎在《医学源流论·方药离合论》中有如下论述：方之与药，似合而实离也。得天地之气，成一物之性，各有功能，可以变易气血，以除疾病，此药之力也。然草木之性，与人殊体，入人肠胃，何以能如之所欲，以致其效。圣人为之制方，以调剂之，或用以专攻，或用以兼治，或用以相辅者，或用以相制者。故方之既成，能使药各全其性，亦能使药各失其性，操纵之法，有大权焉，此方之妙也。

虞教授对此有深刻理解。方剂的组成，不是把药物进行简单堆砌，也不是单纯将药效相加，而是根据病情需要，在辨证立法基础上，适当配伍，规定合适剂量，按照一定原则组合而成。只有根据中医理论和法则组成方剂，才能充分发挥药物功效，达到扬长避短、共奏的目的。

2. **处方遣药，轻清灵动** 小儿方应精而勿繁，且应注意用药口味、炮制和正确的煎服法。小儿胃纳有限，若处方过于庞杂，药味过多则煎煮所得药汁亦量多，不易煎成小儿每次所能服下之量，强行喂进则易致呕吐，或见拒药。若皆采取久煎浓缩的办法，有些轻清之品如辛夷、薄荷、麻黄等的有效成分会挥发而致效减。故虞教授常教导，作为一个好的儿科医生，应尽量精简处方，力求一药多功，以最少的药味兼顾最多的功效。

另小儿常惧怕服药，若选药口味过重则加重小儿厌药情绪，亦可致呕吐和胃肠不适。故用药尽量选用口味清、淡者，避免多用大苦之品，如风寒感冒鼻塞不通者常用辛夷而少用苍耳子，两者皆辛温散寒通窍，但苍耳子味苦而有小毒；并常佐以增进食欲的山楂、香谷芽等，为儿童所喜。

3. **顺应自然，四时有变** 虞教授主张，儿科医生对于用药的"因时制宜"

应该尤为重视。小儿脏腑娇嫩,稚阴稚阳之体,体质和病情都比成人更易受外界环境变化影响。春秋多燥,辛香温燥之品常更易耗气伤阴,理气化痰当少用陈皮而多用紫苏子,少用白芥子而多用葶苈子。夏令暑湿,常见小儿有脘痞呕恶等湿邪困阻之症,当多用香薷、藿香等芳香化湿而祛暑和中。冬令寒凉,多见寒邪为病之咳喘,可予小青龙汤温化寒痰,或佐熟附片等以加大驱寒之力,屡奏奇效。虞教授中医功底之深由此可见一斑。

小儿脏腑娇嫩,形气未充,卫外不固,易感外邪;但又脏气清灵,随拨随应。故治疗小儿体虚外感,不宜发散太过,而宗少阳和解之法,寓散中有补,扶正祛邪之意。如初夏发病患儿,取小柴胡汤与藿朴夏苓汤加减之和解合剂,其意在"和",即"和解"与"和中"。方以小柴胡汤为基础,加解表燥湿,和中化痰之藿香、厚朴、半夏、茯苓等,共奏和解之功。另藿香挥发油对胃肠有解痉作用;厚朴水煎剂对肺炎球菌、白喉杆菌、溶血性链球菌、痢疾杆菌、金黄色葡萄球菌等多种呼吸道、消化道致病菌有抑制作用,对支气管亦有兴奋作用;半夏对咳嗽中枢有镇静作用,可解除支气管痉挛,并减少气道分泌物,对夏令感冒诸症均有缓解作用。

4. **博采众长,病证合参** 对于现代医学进展,虞教授亦常积极吸收他人成果,与中医传统理论相结合,往往得出独到见解,并将临床上疗效彰显的处方立项研究,逐步完善,有的成果已成功转让并投产。选择虞教授的经验方研究整理如下。

(1) 补肾固表方(菟丝子、补骨脂、黄芪、党参等)治疗小儿反复呼吸道感染:沈自尹院士研究发现,中医的"肾"在很大程度上类似于"下丘脑—垂体—胸腺、肾上腺轴"功能。肾藏精,主骨生髓通于脑,参与免疫反应的细胞源于骨髓多能干细胞。补肾药对"下丘脑—垂体—胸腺、肾上腺轴"的受抑制有全面的保护作用,先作用于神经内分泌系统,再影响免疫系统,即作用于神经内分泌免疫网络的下行系统。补肾药可改善肾上腺皮质功能,促使皮质醇释放增多,调节 T 细胞各功能亚群间相互制约、相互统一的平衡,保障了"阴平阳秘、精神乃治"、"正气存内、邪不可干"的物质基础。补肾固表方的单味药理研究表明,其对机体免疫功能有调节作用。

在临床研究中发现,补肾固表方对患儿汗多、食少等临症有明显改善,说明本方对 RRTI 确有良效。实验研究中免疫功能低下小鼠的各免疫指标及血清皮质醇水平均有显著改善，表明本方可从以下方面发挥对患儿机体免疫功能的调节作用：防止胸腺萎缩，保护胸腺功能；调节红细胞免疫功能；提高血清 IL-2 水平、自然杀伤细胞(NK)水平；调节 T 细胞亚群免疫功能，维持机体内环境稳定；保护肾上腺皮质功能，提高血清皮质醇水平。另外，本方对病毒型肺炎模型小鼠的肺指数、肺组织病理学、生存率和死亡率等指标的显著改善证明其具有抗病毒作用。现正进行精简方的新药临床前研究。

(2) 健脾补肾法(抗佝方：菟丝子、黄芪、苍术、牡蛎、麦芽、甘草)治疗小儿佝偻病：20 世纪 80 年代初，中医关于小儿佝偻病主要针对患儿的夜惊、烦躁等肝旺表现着眼于从肝论治。虞教授根据朱瑞群教授提出"健脾补肾"的学术观点，从临床验方中选用菟丝子、黄芪、苍术、牡蛎、麦芽、甘草等治疗佝偻病，收效甚佳。

方中菟丝子平补肾阴肾阳，养肝明目，温而不燥，润而不腻；黄芪补气升阳，益卫固表，共为君药；苍术运脾，且含维生素 A 样物质，为臣药；牡蛎安神并提供钙的来源，麦芽消食健胃，疏肝解郁；甘草益气和中，有类肾上腺皮质激素样作用，为使佐药。本方治疗小儿佝偻病 60 例，在多汗、夜惊、烦躁等症候的改善方面优于对照组；并通过动物实验，证实抗佝方有促进钙在骨组织沉积的作用。本方已作为成果转让。

许多儿科疾病的康复不仅依赖于医生所给予的药物治疗，同时离不开家长的预防和调护措施。虞教授认为，一个好的儿科医生的目标，不应仅仅立足于对疾病本身的控制，而应该着眼于长远，从生物—心理—社会医学模式角度出发，在给予正确药物治疗的基础上，将患儿的生活质量、生长发育、身心健康，以及对环境、社会的适应能力等都纳入医生本人的完整思维模式，并将其贯彻到医疗行为中，注意对患儿及家长进行必要的健康宣教，帮助患儿及家长建立战胜疾病，改善生活质量的信心。

补肾固表法辨治小儿反复呼吸道感染

1. 病因病机

(1) 先天肾气未充是反复呼吸道感染(复感)之肇始：小儿稚阴稚阳之体，精、血、津液以及脏腑、脑髓、肌肤等有形之质皆未充盛为"稚阴"；脏腑功能不足或处于不稳定状态为"稚阳"。《灵枢·逆顺肥瘦》云，"婴儿者，其肉脆、血少、气弱"；《颅囟经·病证》曰："气脉未调，脏腑脆薄，腠理开疏"。万全认为小儿肺、脾、肾常不足，肾藏精生髓，为先天之本，内寓元阴元阳，五脏之阳，非其不发，五脏之阴，非其不滋。小儿禀受父母先天之精，父母强则子嗣强，元气充盛，邪难入侵。《格致余论·慈幼论》从母孕感邪与子同受角度认为，"儿之在胎，与母同体得热则俱热，得寒则俱寒，病则俱病，安则俱安"。《片玉心书·指南赋》指出反复呼吸道感染者"筋骨柔弱兮，风寒易袭"。《证治汇补·伤风》认为"平昔元气虚弱，表疏腠松者"，即肾虚卫表虚弱，略有不慎即显风证。因此，小儿先天禀赋不足，早产、双胎，或秉承父母孱弱之体，或母妊娠时感邪，氤氲之中，邪已劫伤胎元，极易反复呼吸道感染邪气受病。

(2) 肺病及肾是复感之承启：肺为娇脏属金居上焦；肾为水火之脏居下焦。肺金生肾水，肾水上滋肺金，相互滋生依存。《医学发明》云："肺者，肾之母，皮毛之阳，元本虚弱，更以冬月助其冷，故病者善嚏，鼻流清涕。"小儿肺卫不固，外邪从口鼻、皮毛犯肺，反复戕伤肺络，邪气渐伏藏体内，寒、热、痰(湿)、瘀内蕴，上熏灼娇脏，中横逆脾胃；病久则由肺及肾，母病及子，肺金无力生肾水，肾水无力资肺阴，并伴神气怯弱、面色㿠白、手足不温、身形羸瘦、头颅畸形、肋骨外翻、筋骨不坚、耳轮瘦薄等肾虚表现。正如《医宗必读》云："肺金主气化，肾水主五液，凡五气所化之液，悉属于肾，五液所生之气，悉属于肺，转输二脏以制水生金者，悉属于脾。"因此复感患儿病位在肺、肾、脾，证属本虚标实,尤以肺、肾为枢机,肺肾强则易于胜邪,肺肾弱则无力驱邪。

(3) 复感患儿多存在免疫功能紊乱:临床证实反复呼吸道感染患儿存在细胞免疫和体液免疫功能紊乱或低下,其外周血 IgG^+B 细胞和 IgA^+B 细胞数量减少,产生 IgG 和 IgA 能力下降,与正常儿童比较有显著性差异;而且 $CD4^+T$ 细胞、$CD4^+/CD8^+$ 明显下降,$CD8^+T$ 增高,红细胞免疫、补体 C3 等均低于正常组,呈 Th2 占优势的免疫失衡状态。肺炎反复患儿中 X 连锁无丙球血症、常见变异型免疫缺陷病、选择性 IgA 缺乏、IgG4 缺乏、迪格奥尔格综合征等原发性免疫缺陷病约占 25%。

2. 补肾固表辨治复感　复感患儿"肺肾不足"贯穿病程始终,张景岳云:"然发久者,气无不虚,宜于清散中酌加温补,或于温补中量加消散,总需倦倦以元气为念,必使元气渐充,庶可望其渐愈。"因此治宜补肾益元气,固表实肺卫;补肾有助固表,固表实为助肾,构成有机的整体。

(1) 补肾实为固卫:卫气是行于皮肤、分肉、腠理之间的精微物质,功在肺,出于脾,根于肾,具有防御外邪、护卫肌表作用。《灵枢·营卫生会》云:"营出于中焦,卫出于下焦",下焦即肾;张介宾从卫气循行角度解释"卫气者,出其悍气之慓疾,而先行于四末分肉之间,不入于脉……其气自膀胱与肾,由下而出,故卫出于下焦"。张景岳从气机升降角度认为"卫气属阳,乃出于下焦,下者必升,故其气自下而上,亦犹天气降为雨也"。营属阴,必从肺而下行,卫属阳,必从肾而上行。因此,卫气的生成、输布与肾、肺关系密切。而且,肺肾金水相生,肺为水之上源,肺病及肾;肾主纳气,为气之根、水之下源,肾病又可及肺。从现代免疫学角度分析卫气为循行于皮肤、分肉、腠理间的精微物质,承担抗御外邪的作用,相当于免疫细胞和免疫因子。因此,补肾能鼓动元阳,充实卫气,提高御邪能力,临床可选补骨脂、淫羊藿、巴戟天、枸杞子、黄精等。

(2) 补肾实为调节免疫:《医经精义·五脏所主》说:"肾之合骨也,骨内有髓,骨者髓所生……肾藏精,精生髓,髓生骨。"髓包括骨髓、脊髓、脑髓,精足则髓足,髓足者则骨强。骨髓和胸腺作为中枢免疫器官,骨髓由下焦"肾"所主,产生 B 淋巴细胞主导体液免疫;胸腺与肺居上焦,中医"肺"包含 T 淋巴细胞的细胞免疫;此外,骨髓还含有粒细胞、浆细胞、单核细胞和巨噬细胞,参与非特异性免疫。由此形成"肾藏精—精生髓—髓生免疫"轴线,肾精足则骨髓生化有源,骨骼得到滋养而坚固有力,产生足够免疫物质,即为"正气盛";而且为"肺为气之主,肾为气之根"找到了现代医学解释。

(3) 补肺固卫气:《温病条辨·解儿难》云:"脏腑薄,藩篱疏,易于传变。"藩篱即肺卫,肺外合皮毛,是抵御外邪的自然屏障。《温热论》云:"温邪上受,首先犯肺。"肺叶娇嫩,不耐寒热,易被邪侵。现代医学认为肺内多核粒细胞和肺泡巨噬细胞发挥重要的非特异性免疫作用。《医宗必读》曰:"肺为生气之源。"《医门法律》亦云:"人身之气,禀命于肺。肺气清肃,则周身之气莫不服从而顺行。"张介宾曾说,"肺主气,气调则营卫脏腑无所不治"。肺气足则藩篱固,卫外强盛,不易受外邪侵袭。"久嗽者,肺亡津液"(《小儿药证直诀》),因此肺虚是复感前提,治宜补肺固表,宜选黄芪、白术、茯苓、防风等。

根据"肾藏精—精生髓—髓生免疫"理论,显示肾与免疫关系密切;根据"卫出下焦",可进一步提出"肺肾—卫气—免疫"的假说,因此,建立补肾固表治则防治反复呼吸道感染是科学的。宗《素问·阴阳应象大论》"形不足者,温之以气;精不足者,补之以味"的观点,以及"善治精者,能使精中生气;善治气者,能使气中生精"(《景岳全书·阳不足再辨》)的原则,虞教授根据临床经验创制补肾固表方,由补骨脂、生黄芪、生白术、防风、柴胡、黄芩、乌梅等7味药组成,补骨脂味辛苦性温,归肾、脾经,纳气归原;生黄芪味甘性微温,归脾、肺经,养肺气,益卫气,实肌表,二药并为君。生白术味苦甘性微温,归脾、胃经,健脾益气,助生黄芪以加强益气固表之功,兼健脾益胃;防风味辛甘性微温,乃风家润剂,黄芪得防风,固表而不留邪,防风得黄芪,祛邪而不伤正;且散风止痒抗过敏,二药为臣。柴胡合黄芩为佐,柴胡苦辛微寒,善于透散与清解半表之邪,且引少阳生发之气助脾升运;黄芩苦寒,善清泻肺火与半里之热,两者和解祛邪。乌梅为使,酸涩性平敛肺止咳,可治肺虚久咳不止。临床随机对照试验显示复方提高 CD3、CD4、CD4/CD8 比值水平,提高 IgG、IgA、IgM,降低IgE,与槐杞黄颗粒剂比较无显著性差异;同时提高复感患儿 IFN-γ,降低IL-4水平,使 Th 细胞因子的蛋白表达恢复正常;上调 GATA-3 mRNA 和IL-4 mRNA表达,下调 T-bet mRNA 和 IFN-γ mRNA 表达,具有调节Th1、Th2 免疫失衡状态的作用。

因此,补肾固表方以匡扶肾气、补益肺气为核心,参以健运脾气、和解祛邪等,可使肾精足、肺金润、脾气实,腠理密,余邪除。正如汪绮石《理虚元鉴》言:"治虚有三本,肺、脾、肾是也,盖肺为五脏之天,脾为百骸之母,肾为性命之根,治肺、治脾、治肾,治虚之道毕矣",达到"正足邪自去"的目的。

小儿哮喘治疗探析

　　1. 三期论治,中西相参　哮喘的发病机制复杂,现尚未完全清楚,2008 年儿童支气管哮喘诊断与防治指南将哮喘分为急性发作期、慢性持续期、临床缓解期。气道炎症和气道重建是哮喘的两个基本病理特征,虞教授认为哮喘中医的发病机制与现代医学相渗透,痰和气道炎症,瘀和气道重建关系密切。正常支气管黏膜腺体和杯状细胞只分泌少量黏液,以保持呼吸道黏膜的湿润。当呼吸道发生炎症时,黏膜充血、水肿,黏液分泌增多,毛细血管壁通透性增加,浆液渗出。此时含红细胞、白细胞、巨噬细胞、纤维蛋白等的渗出物与黏液、吸入的尘埃和某些组织破坏物等混合而成痰,随咳嗽动作排出。痰是气道炎症的外在表现,痰邪致病具有病势缠绵,病程较长;阻滞气血流通,妨碍脏腑功能的特点。瘀是气道重建的形成因素,瘀血形成之后,在体内停滞不去,不仅失去了血液的濡养作用,而且还影响新血的产生及运行。人体任何部位缺少血液的供养,都能造成生理功能的紊乱及组织结构的损伤。痰瘀互结是哮喘的基本病机,急性发作期时,患儿喘息、咳嗽、胸闷、甚则口唇发绀等,虞教授主张化痰祛瘀平喘,采用平喘方。方中麻黄、杏仁、紫苏子等宣肺化痰平喘;地龙、桃仁等祛瘀平喘,痰祛则气顺喘平,瘀除则血畅濡养。慢性持续期患儿以咳嗽,痰多等症状为主,虞教授主张健脾化痰平喘,采用二陈汤合三子养亲汤加味。缓解期时患儿以咳嗽、痰少、汗出为主,虞教授主张益气健脾为主,采用六君子汤加味。

　　2. 治喘为纲,治水为常　《丹溪心法》云,"哮喘必用薄滋味,专主于痰",痰饮多由水湿停滞凝聚而产生,清稀者为饮,稠浊者为痰,所谓"积水成饮,酿湿为痰"。因此虞教授在选用止咳平喘药时善用利水平喘药,如葶苈子、椒目、地龙等药物,葶苈子辛、苦、寒,归肺、心、肝、胃、膀胱经,泻肺降气、祛痰平喘、利水消肿、泄逐邪。椒目苦、寒，入脾、膀胱二经，利水平喘。地龙干咸、寒，归肝、脾、膀胱经，清热定惊、通络、平喘、利尿。其认为痰饮的形成及留伏肺窍，皆因水液的无处可去，凝聚而成，平喘的过程中，关键在于疏通水道，使痰有所去处，邪有出路，犹如农人治水，疏其下则利其上。而且水液代谢失常贯穿哮喘的三期，缓解期时虽然哮喘已平，以正虚为主，正如《素问经脉别论》云"饮入于胃，游溢精气，上输于脾，脾气散精，上归于肺，通调水道，下输膀胱，水精四布，五经并行，合于四时五脏阴阳，揆度以为常也。"脏腑功能尚未恢复，水液始终不能正常代谢，周流不息。此时虞教授善用扶正祛邪法，健益之中加入陈皮、半夏、椒目、莱菔子、车前子等利水化痰药，事半功倍。

3. **急则治肺，缓则治脾**　哮喘的病位在肺，肺司呼吸，主一身之气，若其功能失调，即可影响人体之气的形成，又可影响气机的正常运行，而出现肺气壅滞的病理状态。因此虞教授认为哮喘发作时，治喘的关键点在于恢复肺的生理功能。肺的生理功能是肺气的宣发和肃降相互作用、协调平衡的结果。宣发是指向上宣和向外布散，通过宣发，可以将体内的浊气排出体外；将脾所转输的水谷精微布散全身；将卫气宣发以温养皮肤肌肉，调节腠理开合。肺失宣发主要表现为呼吸不畅和卫气壅塞。肃降是指向下通降和清肃，通过肃降可以充分吸入清气；将清气、水谷精微向下布散，并将代谢产物和多余的水分下输肾和膀胱；可以肃清呼吸道的异物，保持呼吸道的洁净。肺失肃降主要表现为肺气上逆和痰浊内阻。虞教授认为哮喘的发作并不单单体现在肺的某一生理功能的低下，而是整个宣发肃降功能的失调，用药之时一定要体现宣降功能的恢复，故虞教授临床善用麻黄、杏仁、紫苏子治喘，屡试有效。炙麻黄取其宣肺平喘，苦杏仁与紫苏子均能降气止咳平喘，与麻黄相配，一宣一降，同时苦杏仁兼宣肺，助麻黄宣肺，紫苏子能化痰，助麻黄平喘。而在缓解期，虞教授认为膈之胶固之痰非一日所成，肺与脾的功能相辅相成，在生理上表现为气的生成与水液代谢，病理上表现为"脾为生痰之源，肺为贮痰之器"，故此时治痰的要点在于绝痰之源，益气健脾化痰。

4. **病情反复，重在平调**　小儿脏腑娇嫩，形气未充，对病邪侵袭、药物攻伐的抵抗和耐受能力都较薄弱。哮喘发作时喘促气急，喉间痰鸣，呼气延长，此时治疗必以攻邪为主，虞教授认为攻邪固为重要，但一定要注意药物的配伍,否则攻伐太过既损伤患儿正气,且痰邪变换多端,错综复杂,常易从化变生它证,使病程延长,病情加重。因此,虞教授在攻邪之时主张寒温同调,在临床善用黄芩。黄芩专清肺经之热,又能佐制方中温燥之性,使痰湿得化而不致伤及阴津。哮喘缓解期虽以正虚为主,但虞教授认为肺以清肃为其主要生理特点,痰邪贯穿整个哮喘发病过程,此时治疗应扶正祛邪兼顾,故临床善用陈皮、半夏等药物健脾化痰。小儿脏腑清灵,随拨随应,对各种治疗反应都很灵敏,哮喘的治疗应阴阳并施,以平为期,祛邪不伤正,扶正不助邪。

从痰瘀论治儿童支气管哮喘机制初探

1. 宿痰为哮喘发病之夙根　哮喘是一种慢性呼吸道疾病,具有反复发作的特点。为什么会导致反复发作,古代医家认为此疾有宿根。如《景岳全书·喘促》说:"喘有夙根,遇寒即发,或遇劳即发者,亦名哮喘。"对于哮喘宿根的认识,历代医家有不同见解,有认为是寒邪内伏,痰浊内停,或痰饮留伏者,如《临证指南医案·哮证》记载,"邪伏于里,留于肺俞,故频发频止,淹缠岁月","宿邪……沉痼之疾,寒入背俞、内合肺系、宿邪阻气阻痰";《病因脉治·哮病》中指出"哮病之因,痰饮留伏,结成窠臼,……潜伏于内,偶有七情之犯,饮食之伤,或外有时令之风寒,束其肌表,则哮喘之证作矣。"宿痰遇感引触,痰随气升,气因痰阻,相互搏结,壅塞气道,肺管狭窄,通畅不利,肺气宣降失常,引起停积之痰,而致痰鸣如吼,气急喘促,呼多吸少,喘咳倚息不得卧,喉间哮鸣等,皆为宿痰所致。《证治汇补》指出:"哮与痰喘之火而常发者,因而内有壅塞之气,外有非时之感,膈有胶固之痰,三者相合,闭拒气道,搏击有声,发为哮喘。"

根据发病情况和临床特征,宿痰是哮喘发病之夙根,是哮喘反复发作的物质基础。在正常情况下,人之脏腑功能协调,水谷精微得以正常运行而转化为气血津液,营养全身。如因先天禀赋异常,或因外感、内伤多种因素,直接或间接地影响脏腑功能,以致肺不能布散津液,脾不能运输精微,肾不能蒸化水液,津液凝聚成痰,伏藏于肺,成为发病之宿根。

在现代医学中,哮喘与遗传的关系已日益引起重视,认为哮喘是一种多基因遗传病,其遗传度为 70%～80%。哮喘的重要特征是气道高反应性(BHR),参与 BHR 的气道组织包括气道平滑肌、上皮组织、微细血管床,这些组织的痉挛、高分泌、充血和水肿,引发和加重 BHR,因此 BHR 对于哮喘发作是一种"沃土",一旦遇到适宜的刺激,如各种过敏原或病毒感染等,就会引发或加重 BHR，从而出现哮喘急性发作，这与中医"痰为夙根，遇感触发"的认识相吻合。

2. **瘀血是哮喘迁延不愈的重要因素** 瘀血在哮喘发病中起着重要作用。唐容川《血证论》中就有"内有瘀血，气道阻塞，不得升降而喘"之说。目前中医学界对哮喘病因基本取得共识：宿痰伏肺是哮喘反复发作的夙根，瘀血是哮喘迁延不愈的重要因素。

哮喘发作之因在于宿痰内伏，复为六淫所侵，或生、冷、酸、咸、肥、甘所伤，或情志抑郁，或环境骤变，吸入粉尘、煤烟等诱因触动伏痰而发病。"肺主气而司呼吸，心主血而贯血脉"，"肺朝百脉"，"肺主治节"之说，宿痰伏肺，气机郁滞，升降失常，不仅会导致津凝生痰，同时又因气郁痰滞，影响血液运行，出现痰瘀胶结不解的复杂局面，而痰可酿瘀，瘀亦能变生痰水，形成因果循环，痰夹瘀结成窠臼，潜伏于肺，随之出现以肺气上逆为标，痰瘀胶结为本的症候特点。哮喘患儿发作期多有唇发绀，面色晦滞，胸背憋闷，舌质紫黯等血瘀证象。在缓解期，因反复发作，可导致肺、脾、肾三脏不足，致津液不化，停而为痰，而出现瘀血；此三脏不足又可致气虚，使血行乏力，从而出现气虚血瘀。瘀血和宿痰既是哮喘中肺、脾、肾三脏不足的病理产物，又是支气管哮喘反复发作的病因，符合"久病入络为血瘀"的观点。

近年研究发现，以发生 BHR 的哮喘患者，支气管肺泡灌洗血液中嗜酸性细胞数目明显增加，当被激活后可释放血小板激活因子（此为哮喘中作用最强，效益最广的炎性介质之一）、前列腺素、组胺、氧自由基、神经毒素等炎性介质，从而导致气道上皮损伤破坏，黏膜充血水肿，炎性分泌物增多，造成气道狭窄，缺血缺氧，严重影响气道功能。这些情况符合瘀血的现代病理学理论"血气不和，百病变化而生"，气不和，血最易成瘀，瘀成水湿亦停，酿成瘀、湿、痰交混内结，痰毒深伏，痰瘀结阻，久之演成顽病痼疾。

3. **痰瘀互结导致哮喘反复发作** 哮喘为患，单纯痰浊少见，多数兼有瘀血，痰瘀互结导致哮喘的反复发作。痰饮与瘀血同由津血所化，两者异形而同源，痰瘀本为一体。

痰瘀互结，导致哮喘的反复发作。《血证论》言："血积既久，亦能化为痰水。"血运失常，产生瘀血，络脉被阻，影响津液输布，津液不化，聚为痰浊，痰阻气道,气机不畅,则血滞成瘀,故痰瘀互化,互为因果。哮喘病程缠绵,易耗损肺气,肺贯心脉而朝百脉,肺气虚衰,鼓动无力,心脉不畅,瘀血内留。血瘀日久,新血不生,肺失所养,其气更虚,更加重瘀血留滞。此外,肺、肾为金水相生,肺虚及肾,日久损及元阳,肾阳不足,温煦无力,寒凝亦致血瘀。由此可见,气滞、气虚、阳虚、痰阻等皆可致瘀,又可互为因果,互相影响,形成痰瘀胶结的复杂病机。痰夹瘀血,结成窠臼,潜伏于肺,如遇外感、劳倦、情志等因素则引动伏痰而发。痰瘀互结肺中,一方面阻滞肺气,肺失宣肃;另一方面痰瘀阴邪,凝聚肺中,耗伤肺气,致使哮喘反复发作,迁延难愈。

现代研究表明,痰证的血液循环基础是血液流变性显著异常,表现为血液浓稠性、黏滞性、聚集性和凝固性增高;而慢性喘咳患者,其甲皱微循环均提示有明显瘀血证,且痰证与瘀血又往往互相交结,喘咳甚则瘀甚,瘀甚又致喘咳重。

4. 小儿哮喘应从痰瘀论治　历代医家对"哮喘"均以寒热虚实辨之。认为哮喘多由阳邪亢盛、痰热交阻,或因风寒束肺、寒痰阻塞气道所致,习以降气化痰、止咳平喘为主,特别是儿童哮喘,一般多认为儿童脏器清灵,易于康复,顽症较少。但是目前临床遇到小儿顽固性哮喘已非鲜见,有资料显示哮喘存在着气道微循环障碍和血液流变性改变。哮喘患儿亦同样存在着相应的外周微循环变化,其微血管形态、流态、攀周状态呈全面改变,血液呈现高黏滞状态。故而用常规治疗不显。

朱丹溪曾明确提出"痰夹瘀血遂成窠囊"的痰瘀同病观,治痰要活血,活血则痰化。若单纯化痰,则痰祛瘀存,瘀则痰浊滋生,痰滞血瘀,又可形成恶性循环,哮喘极易发作。痰瘀并治,痰祛瘀化,气道畅通,哮喘乃平。《读医随笔》云:"痰乃血类,停痰与瘀血同治。"因此,哮喘治疗应痰瘀同治,以化痰通瘀为治则,分清标本缓急,发作期重在化痰通瘀平喘,缓解期贵在化痰通瘀固本,统筹兼顾,融治痰治瘀为一体。治痰可随证选用二陈汤、三子养亲汤、桑白皮汤、清气化痰丸等;活血可辨证选用血府逐瘀汤、活血饮、桂枝茯苓丸等,在化痰的同时兼施化瘀之法,将显著提高疗效。

虞教授在治疗"血瘀症"哮喘患儿,体会到儿童哮喘的"血瘀"之症并非像成人的"血瘀"见痛、块、斑、热等明显的瘀血征象,而是由于哮喘反复发作,脏腑功能失调,尤以肺的气血失和而致气虚到血瘀,气滞到血瘀,痰结到血瘀所形成的病理改变,病程越长,瘀血之证越重。此种改变表现在哮喘发作期、缓解期等不同阶段,其程度亦有所区别。对于哮喘反复,长期不愈的患儿均可试用"活血化瘀"之法治疗。在小儿哮喘"血瘀证"的辨证用药上,应将活血化瘀药的性味、特点与患儿的体质,寒热辨证相结合,如表现为偏热之症者,可用苦、微寒之丹参、银杏叶等既具活血化瘀,又偏于清凉之药,喘息气粗者则可用地龙、水蛭等活血化瘀。对于寒性哮喘则可用川芎、当归等,川芎辛散温通,既能活血,又能行气,为血中气药,具有抗血小板聚集的功能。活血化瘀中药可改善微循环,改善炎症病灶,抑制血栓素 A2(TXA2)的合成、抗炎、抗过敏、稳定肥大细胞膜、消除黏膜水肿、修复上皮细胞,改善通气功能及缺氧状态,并有一定的钙通道阻滞作用。对于小儿哮喘"血瘀证"患儿,缓解期的治疗,可加入如当归之类活血补血的药物,对于提高机体的免疫功能具有一定作用。

对小儿哮喘辨治的认识

虞教授在哮喘研究方面取得了突出的成绩,创新性地提出哮喘之"夙根"、"胶固之痰"和"窠臼",非痰范畴内的单纯的痰,是和有形实邪——瘀结合,呈痰瘀胶结之态;并认为肺、脾、肾生理功能活动属阳,新陈代谢、五脏六腑的物质基础属阴,病理产物如"痰"和"瘀"等阴邪属阴,人体阴阳的平衡状态被打破,是哮喘发生的根本。

1. 痰证多端,明理辨识 哮喘是一种发作性的痰鸣气喘疾病。历代医家重视痰在哮喘发病中的重要作用,朱丹溪说:"哮喘专主于痰",伏痰为"夙根",皆以痰立论。哮喘发作期的基本病理变化为"伏痰"遇感引触,痰随气升,气因痰阻,相互搏结,壅塞气道,肺管狭窄,通畅不利,肺气宣降失常,引动停积之痰,而致痰鸣如吼,气息喘促。《证治汇补·哮病》,"哮即痰喘之久而常发者,因内有壅塞之气,外有非时之感,膈有胶固之痰,三者相合,闭拒气道,搏击有声,发为哮病"。《病因脉治·哮病》亦指出,"哮病之因,痰饮留伏,结成窠臼,潜伏于内"。虞教授在传承前贤"伏痰"理论的基础上,结合临床,认为哮喘之痰是哮喘发生、发展、预后、转归的关键,是哮喘发生及反复发作的症结所在。痰与多种因素密切相关,形态表现呈多样性:有有形、无形正在转化之痰;有有形、流动、随气上下可闻可见之痰;亦有胶固、窠臼之顽痰、痼痰,深伏于里。诸痰有先后之序,病程中又同时并存。

痰的产生责之于哮喘之本——肺、脾、肾虚。肺不能布散津液,脾不能运输精微,肾不能蒸化水液,以致津聚成痰,伏藏于肺,成为发病的"夙根"。此是痰生之本源,是无形向有形转化之痰;哮喘发作,肺气宣降失常,升多降少,肺气上逆,气机逆乱,促使痰生,《济生方》曰:"若三焦气塞,脉道壅闭,则水饮停聚不能宣通,聚而成痰饮,为病多端。"已成之痰结而不去,存储于肺,壅于气道,随气上下,而成"咳而上气,喉中水鸡声","哮嗽声如拽锯",是痰的可见部分;《证治准绳》曰:"痰久入络,使经络不畅,积聚日久,痰水夹瘀,痰瘀交结为病。"虞教授认为前贤所论哮喘之"夙根"、"胶固之痰"和"窠臼",并非痰范畴内的单纯的痰,而是顽痰、痼痰,具有坚韧度、胶着性和凝固性的特点,胶固之痰能固或形成顽痰、窠臼,难以转化为无形之痰,必和有形实邪结合,此有形实邪即是瘀血,痰和瘀均为阴邪,同气相求,既可因痰生瘀,亦可因瘀生痰,形成痰瘀同病。痰和瘀血胶结,正如朱丹溪所论:"痰夹瘀血,遂结窠囊。"用胶结言痰瘀病机,特指痰瘀结合之深,形成如胶固之状,难以分开化解,以示病变之重。

哮喘治疗之要在于痰,治痰法贯穿治疗全程之中,"哮喘必用薄滋味,专主于痰",平时治生痰之源,益肺、健脾、补肾即是本源之治,固本可以预防无形之痰化生,从源头解决根本问题;有形之痰已成,则化痰、祛痰,习用三子养亲汤、葶苈子、姜半夏、花椒目等化痰逐饮;治痰瘀时必兼治气,善治痰者,不治痰而治气,治气可使痰消血活。如紫苏子降气消痰定喘、利膈宽肠;白芥子温肺利气、快膈消痰;莱菔子下气定喘,化痰消食;半夏降气温中化痰;陈皮理气、燥湿化痰。化痰之时处处兼以理气、降气。痰瘀胶结之"胶固之痰"、"窠臼"和"窠囊",则祛痰化瘀共施,单用行气祛痰之品,势必难以推动,活血药可使血活气动,撼动其根,痰瘀松解,方可达痰祛、瘀化之能。

2. 瘀血阻络,痰瘀胶结　虞教授认为瘀血是哮喘成为顽疾重症迁延不愈的重要因素,值得医者重视。唐容川《血证论》中云:"内有瘀血,气道阻塞,不得升降而喘。"瘀血之成,责之痰气交阻,肺气郁滞,久则肺络不通,瘀血停积,即所谓"先由气病,后累血病",杨仁斋《直指方》说,"气有一息不运,则血有一息之不行"。痰浊阻滞气机,妨碍血运,则血滞成瘀,《灵枢·百病始生》曰:"湿气不行,凝血蕴里而不散,津液涩渗,著而不去,而积皆成矣。"或痰浊郁而化热,煎熬血液亦可成瘀;《血证论》言:"血积既久,亦能化为痰水。"血运失常,产生瘀血,络脉被阻,影响津液输布,津液不化,聚为痰浊,痰可酿瘀,瘀亦能变生痰水,形成因果循环,痰瘀交结,互成一体,朱丹溪指出:"痰夹瘀血,遂结窠囊。"痰瘀相结成窠臼,潜伏于肺,痰瘀互结遂成哮病之宿根。哮喘日久,肺气虚衰,不能贯心脉以辅心行血、朝百脉,累及心气不足,鼓动无力,心脉失畅,瘀血内留,《素问·痹论》指出:"病久入深,营血之行涩。"血瘀日久,新血不生,肺失所养,其气更虚,加重瘀血留滞,且影响肺之宣降,叶天士说得更为明确:"久发之恙,必伤及络,络乃聚血之所,久病必瘀闭。"此外,肺虚及肾,日久损及元阳,肾阳不足,温煦无力,血郁寒凝亦致血瘀。由此可见,气滞、痰阻、气虚、阳虚等皆可致瘀,又可互为因果,互相影响。

化瘀法早用可畅通气机,阻止血行不畅,或有形之邪与瘀血相结,切断病成路径,防止病进;已成痰瘀阻于气道,胶结有形之邪难去,必知痰水之壅,有瘀血使然,重用活血通络之品。治痰而不化瘀,非其治也,必治痰兼顾化瘀,使瘀去痰化,哮喘得平,元·朱丹溪有精辟论述"使无瘀血,则痰气有消容之地"。但去瘀血,则痰水自消。

虞教授喜用桃仁、地龙干化瘀。桃仁性平,活血祛瘀、润肠通便,使瘀从大便而解;地龙干咸、寒,归肝、脾、膀胱经,清热息风、通络、平喘、利尿,与桃仁同用,增强活血化瘀之功效,使瘀血祛而伏痰不生。现代药理研究地龙有抗血栓、改善血液循环作用,具平喘、解热、抗炎、调节免疫功能及促进创面愈合、抗纤维化等药理作用。

3. 肺失宣降,气机不畅 虞教授认为治疗哮喘恢复肺主气生理功能,气机顺畅至关重要,肺的最基本生理功能是肺主宣发肃降,肺的宣发作用能使卫气津液敷布于肌表乃至全身,从而使之抗御外邪,启闭汗孔,调节体温,润泽皮毛,气机畅达。肺的生理特性是清肃,具有肃清其本身和呼吸道内的异物,以保持呼吸道清净、通畅的特征。肺"司呼吸"、"主一身之气"、"主皮毛"、"通调水道"的生理功能,主要是通过肺气的宣发和肃降来完成。各种病因,无论外邪侵袭,或痰浊阻遏,或瘀血停滞,或肺气不足,均可影响到肺的宣降功能,哮喘非时之感束于肌表,影响肺之宣发,营卫失而和肌表不畅,痰浊不断化生滞留于内,阻碍肺之清肃。反之,肺失宣降,又是促成痰伏瘀滞的成因,哮喘病机关键是宿痰伏肺、气机郁滞、瘀血内留,三者互相影响,而气机不畅即肺失宣降贯穿始终。无肺、脾、肾三脏气虚,则痰无以生,无气机郁滞则痰不易结,亦无法潜伏,严用和在《济生方》中说:"人之气道贵乎顺……气道闭塞,水饮停于胸膈,结而成痰",无气机郁滞则血行顺畅而无络阻血瘀。杨仁斋《直指方》说:"盖气为血帅也,气行则血行,气滞则血滞……气有一息之不运,则血有一息之不行。"肺为清虚之脏,最喜宣通而恶壅塞,哮喘时恢复肺脏本身生理功能,是治疗的关键。宣肺法是治肺第一大法,而实含宣降并举、协调互用,调畅气机之意。

再者虞教授认为气道黏膜属表的范畴,肺主表,主皮毛,通于外,气道黏膜亦属表,宣肺法有宣肺降气定喘、恢复肺的生理之功,可显著增强平喘之效,宣肺法宣透之性有透达痰瘀胶结内实之疏通松解、穿墙凿壁之力,不仅平喘,还能增强祛痰、化瘀功效,加之恢复肺生理之常的特性,可起到四两拨千斤之效。

虞教授治哮,擅用炙麻黄、苦杏仁,麻黄轻清上浮,专疏肺郁,宣肺平喘,为宣肺第一要药;杏仁降肺气,兼疏利开通而宣肺,"主咳逆上气",两者相配,一宣一降,意在宣肺平喘、恢复肺主宣降的生理功能。宣肺之药,可达到气血畅行,肺络宣达,外邪随之而去,痰浊随之而泻,瘀血随之而活,邪去正复之功效。

4. 阴阳失衡,哮喘病本　如前所述,尽管哮喘病机错综复杂,交互影响,虞教授认为其万变不离中医阴阳失衡之本,《素问·生气通天论》言:"生之本,本于阴阳","阴平阳秘,精神乃治",疾病的发生是因为人体阴阳的平衡状态被打破,导致了阴阳的偏盛偏衰;并认为哮喘肺、脾、肾生理功能活动属阳,新陈代谢、五脏六腑的物质基础属阴,病理产物如"痰"和"瘀"等阴邪属阴,人体阴阳的平衡状态被打破,是哮喘发生的根本。

肺、脾、肾虚是哮喘之本,是发病的内因和决定因素,先天禀赋不足,素体虚弱,病后体弱,或反复外感,咳嗽日久,饮食失调等,均可致三脏功能失调,肺气不足,卫外之阳不能充实腠理,故常易为外邪所侵;气虚及阳,阳虚阴盛,气不化津,痰饮内生;气机不畅,痰、瘀内伏,胶结难去。脾虚生化乏源,不能营养五脏六腑,使虚者更虚,且不能为胃行其津液,则积湿蒸痰,上贮于肺;肾阳虚亏,不能蒸化水液,也能使水湿蕴积成痰。哮喘肺、脾、肾虚功能失常,"痰"和"瘀"阴邪凝滞,痰和瘀作为一种病理产物及致病因子,是人体阴精为病的不同形式、是同源异物,它们的产生与致病与人的阳气有着密切的关系,人体阴阳的平衡状态被打破,是哮喘发生的根本。因此益肺、健脾、补肾是治本之法,宣肺、调畅气机是恢复肺之生理功能,亦是本源之治,而去邪、祛痰、化瘀是治标,急则治其标,缓则治其本,视病情,标本并治,各有侧重,才能取得佳效。

从中医"治未病"浅谈小儿哮喘的防治

　　"治未病"是指在疾病未发生和(或)未发展、传变、复发、后遗之时,预先采取措施,防止疾病的发生和(或)发展、传变、复发、后遗。古代中医医家把预防疾病称作"治未病",且很早就提出"治未病"。如《素问·四气调神大论》中就有"圣人不治已病治未病,不治已乱治未乱"的论述,唐·孙思邈亦提出:"消未起之患,治未病之疾,医之于无事之前。"可见"治未病"之历史渊源及重要性。现在,随着医疗技术的发展和生命质量的提高,人类已明确提出疾病防治重心前移,坚持"预防为主、防重于治"的方针。这与中医"治未病"不谋而合。"治未病"是中医防治疾病的重要原则,也是现代预防医学的重要原则。"治未病"的基本内容可归纳为未病先防、既病防变和康复管理措施。现在临床疾病的防治都应强调"治未病"。

　　支气管哮喘是儿科的一种常见病和多发病,也是难治病之一。其特点是常反复发作,可影响患儿的肺功能,急性或(和)严重发作时甚至危及生命。小儿哮喘的治疗原则主要包括发作期快速缓解症状和缓解期防止症状加重或反复。先前多偏重于急性发作期的治疗,如平喘、抗炎等。现在提倡重在缓解期的预防,如抗炎、降低气道高反应性、防止气道重塑、避免触发因素、做好自我管理等。这正与中医提倡的"发时治标、平时治本、重在治本"的哮喘防治原则相符。小儿哮喘发作时应攻邪治标,祛痰降气平喘,不发作时(平时)应扶正固本,益肺健脾补肾,防止哮喘的发作。其中,重在平时的预防,即为"治未病"。根据此原则,采用以中医为主的综合方法防治小儿哮喘,取得了一定效果。

　　1. 未病先防　指在人体未生病之前就采取各种积极措施防止疾病的发生。哮喘是一种有很多高危因素的疾病,如其一、二级亲属中有哮喘病史或其他过敏性疾病,自身是特异性体质,或有过敏性鼻炎、奶癣、湿疹、荨麻疹等过敏性疾病,或平时对香烟、尘螨、真菌、花粉、动物皮毛及某些药物或食物过敏,感受周围空气污染，或人工喂养等。小儿如有其中一种或多种因素则很容易生哮喘病。因此，对有此类因素的小儿应采取积极的干预措施。如积极治疗自身过敏性疾病，查清过敏源并避免接触，适当服用抗过敏药物，大力提倡母乳喂养，改善居住环境，净化空气等。以消灭或减少哮喘的高危因素，防止此类小儿以后发展演变成哮喘患儿，降低哮喘的发病率。

2. 既病防变　指一旦生病之后即应采取各种方法防止疾病的发展和传变。此应先诊断是否患有该种疾病，若有，可即言如何"防变"，若没有，则毋须言。那如何做到先诊断呢？可利用新闻媒体、互联网、录像、专题讲座、发放宣传资料或科普书籍等方式在广大人群中进行小儿哮喘知识的宣传介绍，如何为小儿哮喘的表现特点等。若家长发现自己的小孩有或曾经有过哮喘的相关表现，即带小儿到医院进行咨询、检查。医生应按照小儿哮喘诊断标准进行分析，诊断不是哮喘的，可加强相关知识的宣传；诊断是哮喘的，即开始开展既病防变措施。由于小儿哮喘分缓解期和发作期，且各期的特点不同，故不同时期患儿的既病防变的目的和方法亦不一样。

对处于哮喘缓解期的患儿，既病防变的目的主要是防止哮喘的发作，减少哮喘的发作次数，主要方法：① 中药或中成药内服。哮喘发作大多是由呼吸道感染、异物刺激、激烈运动、情绪激动因素诱发，其中呼吸道感染诱发者占90%以上。临床上对于平素易患呼吸道感染的患儿，经辨证可分别以玉屏风散、六君子汤、金匮肾气丸等方药或成药为主进行治疗，以增强患儿的抵抗力，防止呼吸道感染。同时避免异物刺激和激烈运动，控制情绪，减少哮喘的诱发因素，从而防止哮喘的发作，减少哮喘发作次数。② 中药穴位敷贴。中药穴位敷贴是一种历史悠久的治疗哮喘的方法。一般在每年夏季三伏天时，选用白芥子、延胡索、甘遂、细辛等药按比例研成细末，加生姜汁调成糊状，做成合适大小贴敷在患儿双侧肺俞、定喘、膏肓等穴位上，每年数次不等，3 年为 1 个疗程。此方法疗效确切、价格低廉、操作简单、安全性好、临床应用性强。经现代医学相关的研究表明，中药穴位敷贴可起到缓解支气管痉挛、降低气道高反应性、提高免疫功能、改善肺功能、调节自主神经功能等作用。故能较好地防止哮喘的发作，减少发作次数。③ 食疗。食疗是中医学的重要组成部分和一大特色，其是利用食物性味协调机体功能，使获得健康和防治疾病的方法。常见肺虚之虚喘的桂花核桃冻、脾虚之虚喘的党参淮山猪肺粥、肾虚之虚喘的虫草炖肉等。经常选用此些食疗方法，可助益肺健脾补肾，达到扶正固本之目的，从而减少哮喘的发作。

对于处于哮喘发作期的患儿，既病防变的目的主要是防止出现重证或变证，减轻哮喘发病程度。主要方法如予吸氧、解痉平喘、抗炎、抗过敏等西医治疗手段，配合辨证服用小青龙汤、定喘汤、苏子降气汤等方药助化痰降气平喘。哮喘持续状态患儿及时入住重症监护病房（ICU）抢救治疗。以减轻哮喘发病程度，防止出现重证或（和）变证。

3. 康复管理　中医的"治未病"思想还主张通过饮食、运动、起居和精神调摄等康复管理方法来维系人体的阴阳平衡、调养正气，提高机体内在的防病抗病能力。因此，对哮喘患儿应制定个性化的康复管理措施：① 保持愉快的心情。② 保持良好的生活规律，按时作息，睡眠充足。③ 饮食以优质蛋白，多种维生素，易消化为主。④ 搞好居住环境，空气清洁、流通，温、湿度适宜。⑤ 适当参加慢跑、游泳等户外活动。⑥ 注意保暖，衣着适宜，预防感冒。⑦ 不养宠物，少种花草，不用羽毛类衣物。⑧ 家中避免使用刺激性气味的东西。⑨ 家长应学会在家中自行检测患儿病情变化，学会简单的紧急处理措施，知道出现什么情况应及时去医院治疗等。从而以达到"虚邪贼风、避之有时，正气存内、邪不可干"的疾病预防目的。

小儿哮喘的防治是一项长期而复杂的工作。近年来，虽有《全球哮喘防治创议》（GINA 方案）在全国推广应用，但由于多方面因素的影响，估计仅有10%患者得到规范治疗，很多哮喘患儿的病情并未得到有效控制。目前，我国小儿哮喘的平均发病率为 1.54%，个别地区高达 5%，且患病率仍呈上升趋势，死亡率亦高居不下。哮喘严重影响了孩子们的生长发育及身心健康，并给家庭带来沉重的经济和精神负担。中医是我国的传统医学，提倡"预防为主"的思想，注重"治未病"的原则，对于小儿哮喘的防治有独特的优势。以上所介绍的内服、穴位敷贴、食疗及康复管理等方法及药物操作简单、效果确切，患儿及家长易配合接受，临床适用性强。

今后，应进一步加强中医"治未病"的研究，探讨更多更有效的方法和药物，以在小儿哮喘的防治中发挥更好的作用，为小儿的健康造福。

浅谈小儿膏方组方特点

　　膏方又称"煎膏"、"膏滋",是中医常用剂型之一,即汤、丸、散、膏、丹剂型之一。膏方是中医独特的调补方式。医生通过"望、闻、问、切",根据患者的体质因素、疾病性质,按照"君、臣、佐、使"原则,辨证与辨病相结合,定制出不同的药方。目前膏方广泛应用于内、外、妇、儿等临床各科,凡患有一种或多种慢性疾病需长期服药者,或有反复发作性疾病者,或体质虚弱者,均可服用膏方治疗。

　　小儿属于特殊年龄段人群,其在生理病理、治疗用药等方面都与成人有明显的不同。小儿"脏腑娇嫩,形气未充"、"肺常不足,脾常不足,肾常虚",易发生肺、脾、肾三系疾病。肺为娇脏,小儿肺常不足,肺的发育不完善,生理功能不健全,加之小儿寒温不能自调,易患感冒、咳嗽、哮喘、反复呼吸道感染等肺系疾病。脾为后天之本,气血生化之源。小儿脾常不足,运化力弱,加之小儿饮食不知自调,易发生呕吐、泄泻、食积、厌食、疳证等脾系疾病。肾为后天之本,小儿生长发育、骨骼、脑髓、发、耳、齿等的形体与功能均与肾有着密切的关系,小儿肾常虚,小儿未充之肾精常与其迅速生长发育的需求显得不相适应,易患五迟、五软、遗尿、尿频、水肿等肾系疾病。膏方通过益肺、健脾、补肾等方法,对于哮喘、反复呼吸道感染、遗尿、汗证、厌食、疳证、生长发育迟缓等慢性疾病或反复发作性疾病以及其他病证后体质虚弱的患儿有较好疗效。

　　临床上膏方主要有五部分组成:中药饮片、细料药、胶类、糖类及辅料。小儿因其疾病及用药特点不同于成人,其膏方组方亦有特殊之处。

一、中 药 饮 片

　　中药饮片是膏方的主体部分。医生通过"望、闻、问、切"的详细辨证分析后,根据患者体质的不同与病情的需要,所开出处方中的药物部分。其组成需体现中药处方之"君、臣、佐、使"的特点,小儿膏方中最常用的中药饮片如下。

1. **君药** 主要为补益药物

(1) 益气药:党参、太子参、黄芪、山药、黄精等。

(2) 补血药:当归、熟地黄、首乌、龙眼肉、桑椹等。

(3) 滋阴药:麦门冬、沙参、玉竹、石斛、枸杞子等。

(4) 温阳药:淫羊藿、肉苁蓉、补骨脂、菟丝子等。

2. **臣药** 辅助和治疗药物

(1) 止咳化痰药:杏仁、百部、制半夏等。

(2) 清热类药:知母、玄参、黄芩等。

(3) 芳香化湿药:白豆蔻、苍术、厚朴等。

(4) 淡渗利湿药:茯苓、金钱草、车前子等。

(5) 温里散寒药:制附子、肉桂等。

(6) 安神药:煅牡蛎、酸枣仁等。

(7) 平肝息风药:天麻、白蒺藜等。

(8) 祛风湿药:秦艽、羌活、独活等。

3. **佐药** 辅佐药物

(1) 理气类药:木香、陈皮、佛手、柴胡、白芍等。

(2) 消食类药:山楂、谷芽、麦芽、鸡内金等。

4. **使药** 引经药物和调和药物

(1) 调和药物:甘草等。

(2) 引经药物:柴胡、桔梗、升麻、牛膝等。

膏方中的中药配伍组成是一个大方剂,临床上既要考虑到"补虚"又要考虑到"调治疾病",因此膏方中的药味要比通常处方中的药味多,一般一剂小儿膏方大概有 30 味左右中药。药味太少的处方功效可能较差,太多易造成功效欠佳,还会造成浪费。每味药的剂量一般在 $50\sim200$ g,各种药物不一样。一般一剂小儿膏方的中药部分其总量应控制在 3 kg 左右,至多不超过 5 kg。

二、细 料 药

"细料药"是一些参茸类和其他贵重药物的统称,又称"细贵药材",是处方中体现膏方补益虚损功效的重要组成部分。小儿膏方中常用的细料药主要有以下几个方面。

1. 人参类　生晒参、西洋参、红参、朝鲜参等。

2. 贵重的动物药　鹿茸、紫河车、蛤蚧等。

3. 贵重的植物药　川贝、三七、石斛等。

4. 贵重的菌藻类药　冬虫夏草、灵芝等。

5. 药食两用的补益药　黑芝麻、胡桃仁、龙眼肉等。

在加工时,大部分细料药可以在收膏时直接加入。一些需要煎煮的细料药不能与一般饮片入汤共煎,可采用另炖、另煎、烊冲、兑入等方式单独处理。否则其有效成分极易被数量众多的饮片药渣吸去,影响补益之效。

三、胶 类

膏方中多用胶类来令膏体成形,通常用的有阿胶、龟板胶、鳖甲胶、鹿角胶、黄明胶等。胶类不仅是补益药的重要组成部分,还能保证收膏效果。临床上可单用一胶,也可按一定比例数胶合用。小儿膏方中最常用的胶类是阿胶。一般一剂小儿膏方中胶类总量为200~400 g,量少膏方太稀薄,量多膏方就会凝结得太硬,难以服用。

四、糖 类

中药口感多为苦味,为了适于小儿长期服用,必须改善口感。膏方基本上用糖类来矫正口味。糖类也有一定的补益作用,有的膏方不宜用胶类收膏时,用炒制过的糖类也能起到收膏作用,但成形效果差一些。膏方中常用的糖类有冰糖、白糖、红糖、饴糖、蜂蜜等。小儿膏方中以冰糖最佳,冰糖不但口味鲜甜,而且冰糖有健脾润肺功效。一剂膏方中用糖量应根据具体情况而定,一般不超过中药提取浓缩所得清膏的3倍(通常用冰糖500 g左右)。

五、辅 料

黄酒是膏滋加工中必备的辅料,用于浸泡阿胶等动物胶类。大多胶类都有股腥臊味,为了去除这种腥可用黄酒来泡胶。黄酒还是很好的有机溶剂,能在收膏前使胶类软化,加强药物在体内的运化吸收,有利于药效的发挥。一剂小儿膏方中用 200 g 左右胶类,一般需用黄酒 250 mL。在收膏之前,预先将所需的胶类用黄酒浸泡一定时间使胶软化,再隔水加热将胶烊化,然后趁热加入药汁中收膏。

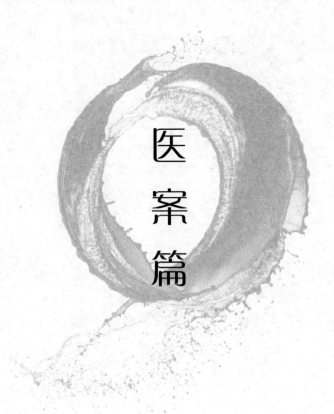

医案篇

肺系疾病

急性上呼吸道感染(4例)

案 1. 张某,女,1岁6个月,2013年8月6日初诊。

【主　　诉】 发热3天。

【现 病 史】 患儿3天前因户外玩耍过久,汗出较多,继而出现发热,体温38℃左右,时有咳嗽,曾在外院对症治疗,效果不显,现汗出热不解,微恶风寒,咳嗽夜频,心烦口渴,脘腹胀闷,食欲不振,二便尚调,夜寐安稳。

【望闻切诊】 面色微红,咽充血,心音力,两肺清,腹平软,舌质淡,苔薄白,指纹紫滞。

【辅助检查】 血常规:白细胞(WBC)$7.15×10^9$/L,中性粒细胞(N)55.9%,淋巴细胞(L)28.8%。

【中医诊断】 感冒

【证候诊断】 暑热内袭

【西医诊断】 急性上呼吸道感染

【治　　法】 清暑益气,祛风渗湿

【处　　方】 自拟方加减:

广藿香9g	川厚朴6g	姜半夏6g	云茯苓9g
软柴胡6g	酒黄芩6g	太子参6g	荆芥穗9g
关防风9g	干芦根9g	淡竹叶5g	炙甘草3g
牛蒡子9g	焦山楂9g		

　　　　7剂(日一剂,水煎2次,共取汁100 mL,分2~3次温服)

【二　诊】 2014 年 8 月 13 日。药后 2 天热退,偶咳嗽,流清涕,汗出多,纳食增,二便调,夜寐佳。面白光泽,舌质淡,苔薄白,指纹黯红。证属肺脾不足,治拟健脾益气。方用自拟健益方加减:

炙黄芪 9 g	焦白术 9 g	关防风 9 g	姜半夏 6 g
广陈皮 9 g	炙甘草 3 g	云茯苓 9 g	花椒目 打 9 g
酒黄芩 6 g	干芦根 9 g	干荷叶 9 g	香白芷 9 g
焦山楂 9 g			

7 剂,煎服法同上

【按　语】 本案例患儿发病于 8 月炎炎夏日,户外久居,感受暑热之邪,发热、微恶风寒、汗出热不退、心烦、口渴,当属暑热感冒。暑热之邪,侵袭肺卫,热蒸肌表,兼以耗伤津气,出现以发热、微恶风寒、汗出热不退、心烦、口渴为主症的证候,是四季感冒中症状较重的一种类型。发病之初即见里热症状,肌表受邪征象不显,即"夏暑发自阳明"。江南地区,地处沿海,湖泊纵横,暑热蒸腾水气散发,湿气弥漫,故暑多夹湿,又风为百病之长,夹风者亦不少。本案例患儿微恶风寒、脘腹胀闷、食欲不振,说明暑热夹风、夹湿并存。虞教授认为高温季节,腠理开泄,感受暑热之邪,火热蒸于内,正气趋于外,外实里必虚,加之暑热之邪最易耗气伤津,故暑热证绝非是单纯的阳证、热证、实证,而常伴有气虚、阴伤的证候,虚实夹杂。虞教授治疗以清暑益气、祛风渗湿立法,以广藿香避秽解暑;淡竹叶清热除烦,共为君药。太子参益气生津;黄芩苦寒,其功专于泻火,以助清热祛暑之力,清上、中焦实热;干芦根清热生津;川厚朴、姜半夏燥湿和中、运脾健胃,使脾能运化水湿,不为湿邪所困;云茯苓甘淡,入脾、肺、肾经,性平和缓,健脾和胃,渗脾湿于下,使湿邪有去路。荆芥穗、关防风、牛蒡子疏散风热,共为臣药。取叶天士《外感温热篇》:"挟风则加入薄荷、牛蒡之属,挟湿加芦根、滑石之流。或透风于热外,或渗湿于热下,不与热相搏,势必孤矣。"之旨。软柴胡和解,焦山楂助运,为佐药,甘草和中,为使药。药后暑热去,风透湿解,继以健脾益气善后,取玉屏风散、二陈汤为主方健脾益气燥湿,黄芩、干芦根、干荷叶清余热,干荷叶兼升清阳之气,芦根生津,花椒目、香白芷芳香醒脾化湿,而收全功。

【导师评语】 沪渎之地,暑热常见。又遇罕见高温气候,临证常见暑热感冒之证。近与学生共温叶香岩《外感温热篇》颇受启迪。恰诊小儿暑热感冒以清暑益气之法,并兼祛风渗湿佐之,取得较好疗效。此案例再次佐证,学术传承人要加强经典学习,以指导临证实践。

案2. 倪某,男,3岁,2013年12月24日初诊。

【主　　诉】 发热、咳嗽3天。

【现 病 史】 患儿3天前外感后出现咳嗽频作,痰黏色白,伴发热,略恶寒,汗出较多,纳食可,二便调,寐尚安。

【望闻切诊】 咽部红,喉核红肿,心音力,两肺清,腹平软,舌质淡,苔薄白,脉弦。

【中医诊断】 感冒

【证候诊断】 体虚外感,肺失宣肃

【西医诊断】 急性上呼吸道感染

【治　　法】 宣肺化痰,表里和解

【处　　方】 自拟方加减:

炙麻黄6g	苦杏仁9g	苦桔梗5g	川羌活9g
川独活9g	潞党参9g	蜜前胡5g	白芥子6g
酒黄芩6g	焦白术9g	广陈皮6g	制半夏6g
莱菔子9g	辛夷花6g	花椒目[打]9g	地龙干9g
炙甘草3g			

7剂(日一剂,水煎2次,共取汁100 mL,分2~3次温服)

【二　　诊】 2013年12月31日。晨起偶咳,纳谷馨,二便调,夜寐安,咽略红,舌质淡,舌苔白厚腻,脉弦。证属痰湿未清,拟健脾化湿。方用二陈汤合三子养亲汤加减:

姜半夏9g	广陈皮9g	云茯苓9g	炙甘草6g
莱菔子9g	白芥子9g	紫苏子9g	蜜前胡5g
苦桔梗5g	川厚朴5g	车前子15g	鸡内金9g
辛夷花6g	花椒目[打]9g	地龙干9g	酒黄芩6g

7剂,煎服法同上

【三　诊】2014年1月7日。药后诸症平,汗出减。胃纳可,二便调,寐欠佳,舌质淡,舌苔少,脉弦。证属肺脾不足,治拟健脾益肺。方用健益方加减,调理善后:

菟丝子9g	补骨脂9g	炙黄芪9g	潞党参9g
软柴胡6g	关防风9g	酒黄芩9g	香白芷5g
辛夷花5g	淮山药9g	炒山楂9g	炒谷芽9g

14剂,煎服法同上

【按　语】本案例患儿感冒、发热、略恶寒、汗出、咳嗽、夹痰,为表虚营卫不和,治以宣肺化痰、益气和解,自拟方中内含人参败毒散、三拗汤、二陈汤之意,人参败毒散出自《幼幼集成·小儿伤风证治》:"治小儿四时感冒,以及伤风咳嗽。"陈复正又将此誉为咳门第一神方:"凡有咳嗽,无论内伤饮食,外感风寒,夹湿夹毒,不拘男妇大小,胸紧气急,咽痛口苦,痰不相应,即用此方升散之。"小儿肺脾肾本弱,相较成人偏虚,小儿外感有咳嗽症状,正是适应之症。此中麻黄、杏仁入太阴宣肃肺气;羌活入太阳而理游风;黄芩"入手少阴、阳明,手足太阴、少阳六经。"(《本草纲目》),独活入少阴而理伏风,兼能去湿除痛;桔梗散热升清;前胡消痰降气;党参辅正以匡邪,疏导经络,表散邪滞。由此可见,羌活、独活、麻黄、杏仁、黄芩各走其经,太阳、少阴、少阳、太阴经,即表、里、半表半里经络都得以疏利,邪无所藏,又籍人参驾驭之力,使幽隐伏邪尽出而不复来。经络不畅,痰不相应,经络畅利,痰化无形,合用化痰之二陈汤,使痰随经络通利而解除。二诊外痰已不显,然苔白厚腻,临证常见此类患儿,咳减痰化,外痰锐减,胃开索食,因不知节制,过食后食积于内,苔现白厚腻,此时消积中更应健脾化痰,从病本杜绝痰之源源而生,虞教授重视咳嗽中无形之痰的治疗,故而病愈患儿中再复发的概率明显减少。

【导师评语】感冒虽为常见病,但儿童与成人不同。陈复正在《幼幼集成》中独推人参败毒散,治四时感冒。他认为,初起发热三四日间,应予疏通腠理,疏解表邪,使毒气易出⋯⋯先宜人参败毒散升散之。人参败毒散亦可用于咳嗽。凡咳嗽痰不应者,每日二服,不拘剂数,以痰豁为度。此方为"咳门第一神方"。本案例在总结中,应以人参败毒散加减为主,而不应三方并列,此为微瑕!

案 3. 封某,男,4 岁,2012 年 9 月 11 日初诊。

【主　　诉】　低热、咳嗽 1 天。

【现 病 史】　患儿昨日因起居不慎而受凉,旋即头晕乏力,低热起伏,体温 38℃,咳嗽少作,痰少难咯,纳呆不食,夜眠欠安,二便尚调。

【既 往 史】　反复呼吸道感染。

【望闻切诊】　精神倦怠,咽略红,身消瘦,面萎黄,心音力,两肺清,腹平软,舌质淡,苔薄白,脉小数。

【辅助检查】　血常规:WBC 12.15×10⁹/L,N 63.8%,L 22.6%,单核细胞(M)7%,血红蛋白(Hb)120 g/L,血小板(PLT)290×10⁹/L,C 反应蛋白(CRP)4.6 mg/L。

【中医诊断】　感冒

【证候诊断】　体虚感冒

【西医诊断】　急性上呼吸道感染

【治　　法】　和解少阳,疏风解表

【处　　方】　自拟方加减:

软柴胡 5 g	酒黄芩 5 g	制半夏 10 g	云茯苓 10 g
潞党参 9 g	广藿香 10 g	荆芥穗 9 g	关防风 9 g
板蓝根 9 g	生甘草 3 g		

7 剂(日一剂,水煎 2 次,共取汁 100 mL,分 2～3 次温服)

【二　　诊】　2012 年 9 月 18 日。患儿服药 2 剂后身热即平,待 7 剂尽诸症皆平。因患儿厌服中药,故嘱必要时随访。

【按　　语】　小儿"肺常不足",表卫不固易感受外邪,"脾常不足",中阳不振而抗邪力弱,感邪后往往传变迅速,纯粹典型的外感表证少见,半表半里之少阳证多见。此案例患儿既往反复呼吸道感染史,肺脾两虚,此次发病虽仅一天,就诊时邪已入少阳,表证亦未净,法当和解少阳,兼顾疏风、清热,方宗小柴胡汤之意,方中柴胡透解邪热,疏达经气;黄芩清泻邪热;党参健脾安中,扶正达邪;茯苓、半夏健脾燥湿,化痰止咳;并配伍藿香、荆防疏风散邪而解表,板蓝根清热解毒而利咽。虞教授审证精确,随证处方,方证相应,故效验确凿。

【导师评语】 反复呼吸道感染患儿,常易外感。小儿纯阳之体,虽然易趋康复,但本案例患儿体质欠佳,邪虽退而未尽,正虚起难祛邪。故常反复,邪在少阳之枢,当以"和"之。小柴胡汤证不必悉具,是为医理。甚妥!

案4. 陈某,男,4岁,2012年7月9日初诊。

【主　诉】 发热3天伴咳嗽。

【现病史】 患儿3天前因起居不慎而受凉,出现鼻塞流涕,旋即头晕恶心,身热起伏,体温波动于37.5～38.3℃,家长自予感冒冲剂口服罔效。刻诊:身热恶寒,T 38.3℃,头痛头晕,偶感恶心,咳嗽时作,有痰难咯,鼻塞流涕,咽痛而干,多梦易醒,胃纳尚可,大便偏干。

【望闻切诊】 神志清楚,精神稍软,咽红蛾肿,心音力,两肺清,腹软略胀。舌质红,苔厚腻,脉滑数。

【辅助检查】 血常规:WBC 8.2×10^9/L,N 52.8%,L 23.1%,M 9%,Hb 120 g/L,PLT 290×10^9/L,CRP<1 mg/L。

【中医诊断】 湿温

【证候诊断】 上焦湿热

【西医诊断】 急性上呼吸道感染

【治　法】 疏表宣肺,清热化湿

【处　方】 三仁汤加味:

苦杏仁9g	薏苡仁9g	姜半夏9g	川厚朴9g
广藿香9g	酒黄芩9g	软柴胡9g	云茯苓10g
荆芥穗9g	川防风9g	干芦根9g	辛夷花9g
香白芷5g	生甘草3g。		

7剂(日一剂,水煎2次,共取汁100 mL,分2～3次温服)

【二　诊】 2013年7月16日。诸症得缓,上方服3剂后身热已平,咳嗽渐止,喉中有痰,鼻塞涕阻,纳可寐安,二便转调。再拟健脾燥湿化痰,六君子汤加味:

| 潞党参9g | 云茯苓9g | 广陈皮5g | 姜半夏9g |
| 生白术9g | 酒黄芩9g | 广地龙9g | 辛夷花9g |

川椒目^打9g　　　香白芷5g　　　　炙百部9g　　　　干芦根9g

生甘草3g

14剂,煎服法同上

【按　语】　本案例患儿初病乃由外感风寒,侵袭肺卫,卫阳被遏,郁而化热,又当炎夏,暑湿熏蒸,湿与温合,蕴于上焦,肺气失宣,气机不畅,湿热留恋而伤肺。故治疗当以宣清为主,以疏表宣肺、清热化湿为法。用三仁汤加减,配藿香解表化湿,荆芥、防风辛以发表,透散外邪;黄芩寒能清热,苦以燥湿,清上焦湿热;柴胡斡旋三焦以复升降,调畅气机;芦根渗湿于热下,使邪有出路;辛夷、白芷宣肺利窍,诸药合用,宣上、畅中、渗下,使气机畅行,邪去正安。

【导师评语】　暑天感冒,常用清暑之法,本案例以三仁汤加味疏表宣肺,清热化湿治疗,另辟蹊径,学用结合,甚好。但应注意,既以"三仁汤加味"为主方,应三仁悉具!如蔻仁不用,何谓三仁汤加减?虽为小节,不可不知。

反复呼吸道感染(4例)

案1. 刘某,女,6岁,2013年12月24日初诊。

【主　诉】　反复呼吸道感染2年余。

【现病史】　患儿近2年来,反复呼吸道感染,约每月1次,患肺炎共3次。1周前曾有发热,最高38.2℃,服用退热药后热退。现无发热,晨起咳嗽、痰黄。胃纳可,二便调,夜寐安。

【过敏史】　其父有过敏性鼻炎史。

【望闻切诊】　面色黄,咽微红,心音力,两肺清,腹平软,舌质淡,苔薄白,脉细。

【中医诊断】　反复呼吸道感染

【证候诊断】　痰热蕴肺

【西医诊断】　反复呼吸道感染

【治　法】　清化热痰

【处　方】　二陈汤合三子养亲汤加减:

姜半夏 9 g	广陈皮 9 g	云茯苓 9 g	炙甘草 6 g
莱菔子 9 g	葶苈子 9 g	紫苏子 9 g	蒸百部 9 g
天竺子 9 g	北秦皮 9 g	花椒目[打] 6 g	酒黄芩 6 g
辛夷花 6 g	地龙干 9 g		

14 剂(日一剂,水煎 2 次,共取汁 200 mL,分 2～3 次温服)

【二　诊】 2014 年 1 月 7 日。自觉咽痒,喷嚏,清涕,胃纳可,小便次数较多,大便调,夜寐佳。咽微红,舌质淡,苔薄白,脉沉细。证属体虚易感,治拟疏散和解。方用自拟和解方加减:

潞党参 9 g	酒黄芩 9 g	广藿香 9 g	软柴胡 6 g
云茯苓 9 g	姜半夏 6 g	川厚朴 6 g	荆芥穗 9 g
板蓝根 9 g	香白芷 5 g	辛夷花 5 g	炙甘草 3 g
关防风 9 g			

7 剂,煎服法同上

【三　诊】 2014 年 1 月 14 日。晨起喷嚏,清涕,纳食馨,大便干硬,寐安。咽微红,舌质淡,苔薄白,脉沉细。证属卫外不固,治拟益气固表。方用自拟补肾固表方加减:

菟丝子 9 g	补骨脂 9 g	炙黄芪 9 g	潞党参 9 g
软柴胡 6 g	关防风 9 g	酒黄芩 9 g	香白芷 5 g
辛夷花 5 g			

7 剂,煎服法同上

【四　诊】 2014 年 1 月 21 日。时有喷嚏,自觉眼痒,神疲,胃纳可,二便调,汗出多,寐尚安。舌质淡,苔薄白,脉细软。证属肺脾不足,治拟健脾益肺。方用自拟健益方加减:

炙黄芪 9 g	焦白术 9 g	关防风 9 g	潞党参 12 g
酒黄芩 9 g	广陈皮 9 g	姜半夏 9 g	云茯苓 9 g
地龙干 9 g	花椒目[打] 9 g	香白芷 5 g	辛夷花 6 g
麻黄根 9 g			

14 剂,煎服法同上

【按　语】 本案例患儿反复呼吸道感染 2 年余,每月频发,从初诊神疲、面黄、舌质淡、脉细可辨证为虚人外感、卫外不固,复加过敏体质,内外不相顾。治疗特点:① 健脾益肺贯彻治疗始终,扶正不忘祛邪,在病情稳定之时,四诊以玉屏风散合二陈汤、太子参益气固表,健脾和胃,三诊以补肾升阳、固表扶正,同时都加用白芷、辛夷、防风祛除阻于鼻窍在表之邪。② 祛邪以扶正为基石,初、二诊感染期,虽偏于祛邪,二诊以虚人外感的扶正祛邪名方小柴胡汤和解表里,潞党参代人参,扶正以助祛邪,是方中的灵魂之药,不可缺少。初诊中虽黄痰为热,但鉴于体质因素,在用秦皮、黄芩清化热痰同时并用温化痰湿的二陈汤合三子养亲汤。从中可体会虞教授痰从湿化,虽见化热之标证,但治从其根的学术思想,温清并用以治素体虚有化热之象的病例。

【导师评语】 小儿反复呼吸道感染诊治,常分发作期和缓解期,分证论治。发作期据其临床表现,中医可辨证施治,亦可用和解方加减以扶正祛邪。缓解期是调治反复呼吸道感染的关键,可采用健脾化痰、益气固表,或补肾固表之法。本案例总结应从以上两方面着手。

【体　会】 小儿反复呼吸道感染诊治,虞教授常分发作期和缓解期分证论治。发作期据其临床表现,中医可辨证施治,亦可用和解方加减,以扶正祛邪。缓解期是调治反复呼吸道感染的关键,多采用健脾化痰、益气固表,或补肾固表之法。本案例发作期辨证施治,证属痰热蕴肺,治以清化热痰,用秦皮、黄芩清化热痰,同时并用温化湿痰的二陈汤合三子养亲汤,但虑其痰热,故将白芥子更换为葶苈子,去其温热之性。从中体会虞教授思维用药之缜密。二诊痰热去,外邪稽留,仍属感染期,邪气不盛,正气已虚,邪正相争,互有进退,故以名方小柴胡汤和解表里,潞党参代人参,扶正以助祛邪,是方中的灵魂之药,不可缺少。用小柴胡汤,从少阳之枢以达太阳之气,和解表里之总方。藿朴夏苓汤虞教授精选广藿香、川厚朴、姜半夏、云茯苓 4 个主药,广藿香味辛性微温,为芳香化湿浊要药,外开肌腠,透毛窍,散表邪,内化湿浊,快脾胃;川厚朴、姜半夏燥湿和中、运脾健胃,使脾能运化水湿,不为湿邪所困;云茯苓甘淡,健脾和胃,渗脾湿于下。上药合用可使邪气得解而不内传,里热得清而少阳得枢,湿气得化而胃气得和,腠理三焦调和,汗出热解。既可攻邪,又可扶正,最适合小儿反复呼吸道感染。三诊余邪留恋,正虚为主,故以补肾升阳、固表扶正酌加疏解通窍之品,使余邪尽去。四诊以玉屏风散合二陈汤、太子参益气固表,健脾和胃,扶正不忘祛邪。

案 2. 潘某,男,8 岁,2012 年 8 月 14 日初诊。

【**主　　诉**】反复呼吸道感染 2 年余。

【**现 病 史**】近 2 年来,患儿反复呼吸道感染,感易发热,咳嗽频作,去年患上呼吸道感染 6 次,气管炎 3 次,肺炎 2 次,患儿和家长不胜其苦。今日热又起,咳嗽阵发,咽痛不适,汗出热不解,微有恶寒,脘腹胀闷,食欲不振,二便尚调,夜卧寐安。

【**望闻切诊**】形体消瘦,面色㿠白,咽部红,喉核红肿,心音力,两肺清,腹软无痛,舌质淡胖,苔薄白润,脉滑而数。

【**辅助检查**】血常规:WBC $14.15 \times 10^9/L$,N 85.9%,L 8.8%,网织红细胞计数(RC)$0.5\% \sim 1.5\%$。

【**中医诊断**】反复呼吸道感染

【**证候诊断**】体虚外感

【**西医诊断**】反复呼吸道感染

【**治　　法**】疏风解表

【**处　　方**】和解方加减:

广藿香 9 g	川厚朴 6 g	姜半夏 6 g	云茯苓 9 g
软柴胡 6 g	酒黄芩 6 g	潞党参 6 g	荆芥穗 9 g
关防风 9 g	板蓝根 9 g	炙甘草 3 g	

7 剂(日一剂,水煎 2 次,共取汁 200 mL,分 2～3 次温服)

【**二　　诊**】2012 年 8 月 21 日。药后 2 天热退,偶声咳,汗出多,纳食增,二便调,夜寐佳。面白光泽,咽微红,舌质淡,苔薄白,脉沉无力。证属肺脾不足,治拟健脾益肺。方用自拟健益方加减:

炙黄芪 9 g	焦白术 9 g	关防风 9 g	姜半夏 6 g
广陈皮 9 g	炙甘草 3 g	云茯苓 9 g	花椒目 9 g
酒黄芩 6 g	辛夷花 6 g	地龙干 9 g	鸡内金 9 g
焦山楂 9 g			

14 剂,煎服法同上

【三　　诊】2012年9月4日。诸症得缓，汗出较前减少，纳食馨，二便调，夜寐安。面色润泽，舌质淡，苔薄白，脉弱。证属肺脾不足，再拟健益调治。方用六君子汤加减：

潞党参6g	焦白术9g	云茯苓9g	姜半夏6g
广陈皮9g	炙甘草3g	花椒目9g	酒黄芩6g
辛夷花6g	地龙干9g	麦门冬9g	煅龙骨30g
煅牡蛎30g	麻黄根9g		

14剂，煎服法同上

【按　　语】江南地区，地势低下，居处卑湿，温热季节长，气候温暖或炎热潮湿，阳气浮于上，湿因火热而蒸腾散发，湿气弥漫。江南地区人群临海而居，喜食海鲜发物，酿湿生热，体质以湿热质为主；小儿少阳之体，家长常溺爱娇宠，如所欲不遂，或学习压力大，少阳气郁化火，形成湿热内蕴、肝郁脾虚特征。易感外邪，内外相引而生。虞教授从致病之因，体质特征入手，因地制宜，采用藿朴夏苓汤和小柴胡汤变法，先去其湿热，疏肝运脾，匠心独具，应手取效。结合小儿特点，藿朴夏苓汤减少渗利之品，保留宣上畅中渗下之法，另加荆芥、防风、板蓝根去外邪，因势利导。待内在湿热、肝郁得解，再据肺脾不足，治拟健益，则事半功倍。

【导师评语】反复呼吸道感染诊治，应分发作期和缓解期。缓解期多从肺、脾、肾三脏入手，根据气、血、阴、阳之不同，脏腑正气之亏虚予以益肺、健脾、补肾之法。而发作期常根据发病病位、脏腑之病机，或疏解，或清化，或开闭。本案例根据地域特点及证候特征，总结祛湿热、疏肝运脾序贯用之，以藿朴夏苓汤和小柴胡汤加减治疗，再续以健脾益肺、培土生金之方，说理清晰，对临床有指导意义。

案3. 张某，男，2岁2个月。2012年11月13日初诊。

【主　　诉】屡受外感1年余。

【现病史】患儿自1年前罹患肺炎之后，反复呼吸道感染，每月1～2次，咳嗽不净，寐寤汗多，胃纳不馨，饮食少进，夜寐欠安，二便尚调。

【既往史】肺炎。

【望闻切诊】 形体消瘦,面色萎黄,咽淡红,心音力,两肺清,腹平软,舌淡红,苔薄白,指纹及风关,色淡红。

【中医诊断】 反复呼吸道感染

【证候诊断】 肺脾两虚

【西医诊断】 反复呼吸道感染

【治　　法】 健脾益气,补肺固表

【处　　方】 自拟方加减:

潞党参10 g	焦白术10 g	云茯苓10 g	制半夏10 g
广陈皮5 g	炙内金9 g	金佛手6 g	麻黄根9 g
煅龙骨^{先煎}30 g	煅牡蛎^{先煎}30 g		

14剂(日一剂,水煎2次,共取汁100 mL,分2~3次温服)

【二　　诊】 2012年11月27日。服药2周内未有感冒,咳嗽偶作,再予上方出入,调治2月余而获痊愈。

【按　　语】 此案例患儿乃由肺炎所伤,病后失养,导致肺脾两虚,日久生化乏源,宗气不足,卫外不固,而成此证,肺虚而屡受外邪,咳嗽、多汗,脾虚则食少形瘦。虞教授治以健脾益气、补肺固表,取六君子汤为主方,党参、白术、茯苓以健脾补肺益气,半夏、陈皮以燥湿化痰止咳,再配伍佛手理气而使补而不滞,炙内金消食助运开胃,煅龙骨、煅牡蛎敛表止汗。组方补中有疏,肺脾同调,共奏健脾益气,补土生金之功效。

【导师评语】 此案例格式符合门诊病史要求,项目齐全,内容完整,辨证恰当,用药准确,并用自身体会。如在用字遣词方面更精确一些,不失为较好的门诊医案。

案4. 蒯某,男,5岁。2013年10月29日初诊。

【主　　诉】 咳嗽有痰3天。

【现 病 史】 患儿自幼体弱,外感咳嗽频发,此次乃因起居不慎,受凉后咳嗽频作,喉中有痰,鼻塞涕清,胃纳减少,寐安便调。

【望闻切诊】 神志清,精神可,咽淡红,喉核无殊,心音力,两肺音粗,腹平软,无压痛,舌质淡,苔薄白,脉小浮。

【中医诊断】 咳嗽

【证候诊断】 肺虚咳嗽

【西医诊断】 反复呼吸道感染

【治　　法】 扶正祛邪

【处　　方】 自拟和解方加味：

北柴胡6g	酒黄芩9g	广藿香9g	川厚朴6g
潞党参10g	云茯苓10g	姜半夏9g	荆芥穗9g
北防风9g	板蓝根9g	紫苏子9g	生甘草3g

14剂（日一剂，水煎2次，共取汁100mL，分2～3次温服）

【二　　诊】 2013年11月12日。患儿服上药后咳嗽次减，喉中痰多，鼻塞涕稠，舌淡红，苔薄白，脉小滑。证属痰浊蕴肺，治拟宣肺化痰，三拗汤合二陈汤合三子养亲汤加味：

炙麻黄6g	苦杏仁9g	姜半夏9g	云茯苓9g
广陈皮6g	紫苏子9g	苦葶苈9g	莱菔子9g
酒黄芩9g	广地龙9g	川椒目打9g	辛夷花9g
炙百部9g	天竺子9g		

14剂，煎服法同上

【三　　诊】 2013年12月10日。患儿服上药后诸症已平，咳止痰少，偶有清涕，胃纳尚可，寐安便调，舌淡红，苔薄白，脉平和。患儿体虚，反复呼吸道感染，证属肺脾不足，再拟健脾补肺以善后，玉屏风散合二陈汤加味：

绵黄芪9g	炒白术9g	北防风6g	广陈皮5g
云茯苓9g	姜半夏9g	酒黄芩9g	广地龙9g
川椒目打9g	辛夷花9g	炙内金9g	香谷芽9g
炙甘草3g			

14剂，煎服法同上

【按　　语】 最早的儿科专著《颅囟经》便提出"孩子气脉未调，脏腑脆薄，腠理开疏"，明·万全归结小儿"肺常不足"，表卫不固易受外邪，"脾常不足"，中气不足抗邪力弱，感邪后往往传变迅速。若小儿素体不足，则此病理特点更为突出，虚人外感多现半表半里之少阳证。此案例患儿既往反复呼吸道感染史,肺脾两虚,此次发病,虽无发热,以咳嗽痰多为主症,究其病根,实为感触外邪,正虚无力抗邪,邪正恋滞少阳,三焦枢机不运,水湿凝滞成痰,法当和解少阳,扶正达邪,虞教授经验方、和解方正合此意。方中柴胡疏解透邪;黄芩清热降泄;党参健脾安中,扶正达邪;茯苓、半夏健脾燥湿,化痰止咳;藿香、厚朴燥湿畅中,行气下痰,助柴胡、黄芩调燮三焦,复少阳枢机,甘草调和诸药;并配伍荆芥、防风疏风散邪,板蓝根清热解毒,紫苏子降气止咳。二诊时患儿外邪已解,痰浊内蕴,肺失宣肃,治以开肺降气、燥湿化痰,予三拗汤合二陈汤合三子养亲汤加减,方中麻黄宣肺止咳,杏仁降利肺气,一升一降以复肺之宣肃,紫苏子、莱菔子、葶苈子泄肺降气、化痰逐饮,半夏、陈皮、茯苓燥湿化痰止咳,佐以黄芩、椒目、地龙清肺化痰,辛夷宣通肺窍,蜜百部、天竺子润肺、敛肺、止咳。诸药配伍,则使肺气复其宣降,痰浊得以清化。三诊时患儿诸症向和,再从健脾补肺着手巩固后效,予玉屏风散合二陈汤加味,方中黄芪、防风补肺益气固表,疏补结合,抵御外邪,白术、茯苓、半夏、陈皮健脾燥湿化痰,杜绝生痰之源;佐以地龙、椒目、黄芩清肺降气,谷芽、鸡内金、炙甘草鼓舞胃气以和中。如此三诊,法随证立,方因法变,取效则如桴鼓。

【导师评语】 反复呼吸道感染患儿,肺脾肾三脏不足,卫外不固,尤易感邪。虽可宣肺,尤当扶正。本案例三诊,先和解,继化痰,再调摄,法随证立,方因法变,说理清楚,丝丝入扣。如能用陈复正所荐人参败毒散治疗,亦能效如桴鼓,望在独立诊治中加以总结。

急性扁桃体炎(1例)

案. 顾某,男,7岁。2014年8月12日初诊。

【主　　诉】 咽痛发热3天。

【现 病 史】 患儿3天前因受凉而出现发热、咽痛,体温波动在39℃上下,咽痛拒食。既往曾因扁桃体炎反复发病,多次抗感染治疗,抗生素疗效递减,口服罔效,需静脉用药5~7天方可治愈。刻诊患儿高热,咽痛拒食,胃纳呆,寐欠安,大便干,小便调。

【既 往 史】 反复扁桃体炎。

【望闻切诊】 神清状可,形体中等,唇红颊赤,咽峡红赤,喉核肿大,上布脓点数枚,色黄或白,心音力、两肺清,全腹平软,舌质红,苔薄黄,脉滑数。

【辅助检查】 血常规:WBC 12.7×10^9/L,N 89%,CRP 32 mg/L

【中医诊断】 急乳蛾

【证候诊断】 肺胃郁热

【西医诊断】 急性扁桃体炎

【治　　法】 清热泻火,解毒利咽

【处　　方】 清咽汤化裁:

| 四季青 12 g | 蒲公英 15 g | 酒黄芩 9 g | 黑山栀 9 g |
| 赤芍药 9 g | 粉丹皮 9 g | 仙鹤草 30 g | 生甘草 3 g |

7 剂(日一剂,水煎 2 次,共取汁 200 mL,分 2~3 次温服)

【二　　诊】 2014 年 8 月 19 日。服上方 3 剂后,身热即平,咽痛缓解,7 剂尽而诸症皆平,刻诊无不适主诉,胃纳可,夜眠安,二便调,舌略红,苔薄少,脉细数,再拟益气养阴以善后:

绵黄芪 9 g	炒白术 9 g	云茯苓 9 g	青防风 9 g
制半夏 9 g	广陈皮 9 g	仙鹤草 30 g	生地黄 15 g
生甘草 3 g			

7 剂,煎服法同上

【按　　语】 小儿扁桃体炎易致高热不退,临床甚为棘手。《疡科心得集·辨喉蛾喉痈论》言:"风温客热,首先犯肺,化火循经,上逆入络,结聚咽喉,肿如蚕蛾,故名喉蛾。"咽喉为肺胃之门户,风热之邪循口鼻而入侵肺、胃两经,咽喉首当其冲,邪热上攻咽关,郁结于喉核(腭扁桃体),络脉受阻,气血壅滞,邪热烁灼而致血败肉腐成脓,临证多以风热论治。虞教授认为本病急性期多属实热证,肺胃热盛,治疗以清热泻火为大法;急性期后,气阴耗伤,应以益气养阴调理善后,若有余邪未清,则可佐以祛邪利咽。清咽方系虞教授治疗小儿扁桃体炎的经验方,方中四季青味苦涩,性寒,清热解毒、敛疮止血、凉血。现代药理研究证实:四季青具有广谱抗菌、抗感染的作用;蒲公英味苦甘,性寒,清热解毒、祛风散结。现代药理研究证实:蒲公英具有抗菌、抗病毒的作用,《本草新编》言其"泻胃中实火,又不损土……凡系阳明之火起者,但可大剂服之……阳明之火降,而各经之火亦可自消"。四季青、蒲公英两者配伍,清热解毒消炎之功益增;黄芩疏风清热利咽;山栀清热泻火,导热下行,使邪有去路;赤芍、丹皮清热凉血,活血散瘀,而无冰伏留瘀之弊;仙鹤草解毒消肿,扶正祛邪;甘草泻火利咽,又能调和诸药,全方共奏清热解毒利咽之效。

【导师评语】 乳蛾一证,儿童常见。常伴高热,医生和家长均较重视,反复发作,常可见他脏变证或兼证。初起多见风热,然即见肺胃热蕴,肉腐成脓之变化。清咽汤及相关化裁经临床多年验证,疗效确切。如脓点密布,可以山豆根替换山栀,另可酌加挂金灯,唯此二药味苦、性寒,儿童应根据年龄及体质少与之。并令口中含服片刻,更有良效。

类脂性肺炎(1例)

案. 朱某,女,3岁,2014年7月29日初诊。

【主　　诉】 反复咳嗽月余。

【现 病 史】 患儿1个月来因外感后咳嗽在儿科医院就诊,经肺部核磁及相关检查,被诊为"类脂性肺炎",住院治疗,咳嗽好转后出院,但咳嗽反复,易疲劳,食谷欠馨,大便不调,夜寐尚安。

【望闻切诊】 形体偏瘦,心音力,两肺音粗,腹平软,舌淡红,苔薄白,脉沉弱。

【辅助检查】 血常规:WBC 3.4×10^9/L,Hb 100 g/L。

【中医诊断】 肺炎喘嗽

【证候诊断】 肺脾不足

【西医诊断】 类脂性肺炎

【治　　法】 健脾益肺,化痰行瘀

【处　　方】 自拟方加减:

炙黄芪9g	生白术9g	关防风9g	云茯苓9g
广陈皮9g	麦门冬5g	南沙参9g	北沙参9g
蒸百部9g	花椒目9g	辛夷花5g	地龙干9g
酒黄芩9g	生山楂9g	炙甘草3g	

14剂(日一剂,水煎2次,共取汁100 mL,分2~3次温服)

【二　　诊】 2014 年 8 月 12 日。药后活泼,喜动,不咳,汗多,纳食略增,大便较前成形,日行 1 次。体征同前。上方奏效,再以上方加减:

炙黄芪 9 g	关防风 9 g	生白术 9 g	云茯苓 9 g
广陈皮 9 g	麦门冬 5 g	姜半夏 6 g	酒黄芩 9 g
辛夷花 5 g	太子参 9 g	花椒目(打) 9 g	地龙干 9 g
生山楂 9 g	炙内金 9 g	生苡仁 9 g	淮山药 9 g

14 剂,煎服法同上

【按　　语】 类脂性肺炎是肺对一些脂类物质的一种慢性炎症反应,呈间质增生性炎症,多见于早产儿、弱小婴儿。由于脂肪或油类吸入肺内而引起。常见使用油质药物滴鼻剂;由于腭裂、衰弱无力或平卧喂奶咽部吞咽反射不健全而吸入肺内;当小儿哭叫时强行喂奶或服油剂药物。表现有咳嗽、轻度呼吸困难,多不发热。体检肺部可有实音及湿啰音。现代医学没有特异性治疗方法。本案例无特异症状及体征,故临床诊断常根据发病年龄和病史。

虞教授认为类脂性肺炎多见于禀赋不足,肺脾两虚患儿,肺主气,司呼吸,是气血交换的场所,生成宗气。患病后,肺气宣降不利,痰浊内停,肺络受阻,气血循行不利,故时有咳嗽,呼吸困难,宗气生成不足,子盗母气,脾胃气血生化无源,使虚者更虚。故治疗以健脾益肺,化痰行瘀,标本并治。用玉屏风散益肺气,太子参、茯苓、白术健脾;沙参、麦冬养肺阴;二陈汤、椒目行气化痰;地龙活血通络;辛夷宣通肺窍。全方通过扶助正气,恢复肺脾功能,以祛标实,助痰化气行络通,顽症痼疾,治以缓图。

【导师评语】 类脂性肺炎临床亦不少见,尤其在恢复期相关症状处理方面,西医并无优势。临床实践中,中医儿科常可用益肺、健脾、化瘀、祛痰之法。本案例总结类脂性肺炎一例,用健脾益肺、化痰行瘀法治疗取得较好疗效。在治疗中,可根据"肺与大肠相表里"的理论,酌用桃仁或炙大黄之品,可能疗效更为理想。

支气管哮喘(3 例)

案 1. 许某,男,9 岁,2013 年 7 月 16 日初诊。

【主　　诉】 咳嗽 3 天,气喘 1 天。

【现病史】　患儿3岁时,已诊断患有"哮喘",咳喘时有发作,每年发作5~6次。此次因"咳嗽3天,气喘1天"就诊,症见咳嗽阵作,气喘痰鸣,鼻塞流涕,胃纳减少,夜寐欠安,二便尚调。

【既往史】　湿疹。

【望闻切诊】　神志清,精神可,面色白,咽略红,两肺音粗,可闻及少许哮鸣音,未闻及湿啰音,心音力,腹平软,舌质红,苔薄黄腻,脉细滑。

【中医诊断】　哮喘

【证候诊断】　热哮

【西医诊断】　支气管哮喘

【治　　法】　宣肺降气平喘、化痰祛瘀

【处　　方】　自拟平喘汤加味:

炙麻黄5g	光杏仁9g	紫苏子9g	莱菔子9g
焙桃仁9g	广地龙9g	辛夷花5g	川椒目^打9g
酒黄芩9g	苍耳子5g	广陈皮5g	制半夏9g
云茯苓9g	生山楂9g	生谷芽9g	生甘草3g

7剂(日一剂,水煎2次,共取汁200mL,分2~3次温服)

【二　　诊】　2013年7月23日。患儿喘平咳减,痰声不显,无鼻塞流涕,纳增寐安,二便自调。查体:咽淡红,两肺呼吸音略粗,未闻及哮鸣音及湿啰音,舌质红,苔薄黄,脉略细。7月16日方去紫苏子、陈皮、制半夏、茯苓、辛夷、苍耳子,继服7剂痊愈。

【按　　语】　哮喘在中医学称为"哮"、"哮证"或"哮病",是以发作性的哮鸣、气喘,伴有咳嗽及痰壅为特征的疾患。《丹溪心法·喘论》首先命名"哮喘",并指出"哮喘专主于痰","伏痰"遇感引触,痰随气升,气因痰阻,相互搏结,壅塞气道,通畅不利,肺气宣降失常,引动停积之痰,而致痰鸣如吼,气息喘促。现代医学认为,哮喘的基本特征是气道慢性炎症,主要表现为气道黏膜的水肿、微血管充血,微循环障碍等病理状态。微循环淤血是哮喘发病的中间环节,亦是形成气道重建的主要病理基础。虞教授在总结前人经验基础上,经长期观察,认为痰为哮喘发病之夙根,且久病及血,气喘日久,久病必瘀,瘀是导致哮喘难治的重要原因,哮喘的难治性在于痰、瘀互结为患。"痰"和哮喘气道炎症、"瘀"和哮喘气道重建密切相关,痰瘀互结是哮喘的基本病机。虞教授继承上海市名中医朱瑞群教授经验,辨治本病立足于发病之本——伏痰夙瘀,创立平喘方以化痰祛瘀、降气平喘为主要治法,经多年临床验证疗效显著,方中以炙麻黄宣肺平喘为君;以杏仁、紫苏子、莱菔子、桃仁化痰祛瘀、止咳平喘为臣;佐以地龙、椒目、黄芩清肺降气平喘;使以甘草。诸药齐用,宣肺降气以平喘治标,化痰祛瘀以除因治本,标本兼治,以达到平喘的目的。

【导师评语】 哮喘一证《证治汇补》已对病机阐述明确。然在临床实践中,风、痰、气、瘀四者错综复杂。治疗时应根据临床表现,重点处置。发作期治标,宣肺、化痰、祛瘀,缓解期治本,肺脾肾三脏调治,但终不离痰、瘀。本案例宗丹溪之法"使无瘀血,则痰气自有消溶之地",治痰兼顾化瘀,使瘀去痰化,呼吸得平,痰水自消,哮喘得平,是为治喘之体会也。

案 2. 江某,男,10 岁。2013 年 1 月 17 日初诊。

【主　　诉】 咳喘 3 天。

【现 病 史】 患儿咳喘频发近 2 年余,平均每月发病 1~2 次,持续 5~8 天,需静脉滴注肾上腺皮质激素、抗生素等药方能缓解。此次发病无明显诱因,3 天来症见咳嗽频作,喘促痰鸣,每天下半夜喘息尤剧,二便尚调,胃纳减少,夜寐欠安。

【既 往 史】 过敏性鼻炎。

【望闻切诊】 神志清,精神软,面色苍白,咽略红,喉核略肿,两肺音粗,可闻及少许哮鸣音,心率 98 次/分,律齐,心音力,腹软,舌质红、苔薄黄腻,脉滑数。

【中医诊断】 哮喘

【证候诊断】 热喘

【西医诊断】 支气管哮喘

【治　　法】 清肺化痰、降气平喘

【处　　方】 三拗汤合三子养亲汤加减:

炙麻黄 5 g	光杏仁 9 g	紫苏子 9 g	莱菔子 9 g
甜葶苈 9 g	酒黄芩 9 g	广地龙 9 g	川椒目^打 9 g

辛夷花 5 g	炙百部 9 g	天竺子 9 g	苦秦皮 9 g
炙甘草 3 g			

7 剂(日一剂,水煎 2 次,共取汁 200 mL,分 2～3 次温服)

【二　诊】 2013 年 1 月 24 日。患儿喘促已平,咳嗽时作,喉中痰多,咯吐欠畅,纳增寐安,二便尚调。咽淡红,两肺音粗,未闻及哮鸣音及湿啰音,舌淡红、苔薄白腻,脉滑。证属痰浊未清,肺失宣肃,治拟宣肺降气、化痰止咳,三拗汤合苏葶丸和二陈汤加减:

炙麻黄 5 g	光杏仁 9 g	紫苏子 9 g	莱菔子 9 g
葶苈子 9 g	云茯苓 9 g	制半夏 9 g	广陈皮 5 g
炙百部 9 g	天竺子 9 g	苦秦皮 9 g	酒黄芩 9 g
广地龙 9 g	川椒目 打 9 g	辛夷花 5 g	炙甘草 3 g

5 剂,煎服法同上

【三　诊】 2013 年 1 月 29 日。患儿咳嗽偶作,无喘促痰鸣,纳谷欠馨,寐安便调。双肺音稍粗,未及啰音。舌质淡红,苔薄白,脉小滑。证属肺脾两虚、痰饮留伏,治宜补肺益气、健脾化痰。处方玉屏风散合二陈汤方加味:

绵黄芪 9 g	炒白术 9 g	青防风 5 g	云茯苓 9 g
制半夏 9 g	广陈皮 5 g	酒黄芩 9 g	广地龙 9 g
辛夷花 5 g	炙内金 9 g	川椒目 打 9 g	

7 剂,煎服法同上

【按　语】 此案例患儿近 2 年来咳喘频发,西药叠进,究其病本实为肺脾不足、痰饮留伏,朱丹溪言,"哮喘专主于痰","痰"既是哮喘发作的病理基础,又是疾病发展过程中的病理产物。故虞教授治疗哮喘,将"化痰"治则贯彻始终。首诊时患儿咳频喘促,舌红、苔薄黄腻,脉滑数,证属痰热互结,闭阻气道,肺失宣肃,虞教授先拟清肺化痰、降气平喘以治标,方中麻黄、杏仁开肺闭,降肺气,紫苏子、莱菔子、炙百部、天竺子化痰止咳,地龙、椒目、黄芩、秦皮清肺平喘,辛夷宣肺通窍,诸药配伍以化痰热之胶合,开气道之闭塞而降逆平喘止咳。二诊时患儿喘促已平,咳嗽痰多,此乃痰浊未清,肺失宣肃,治当宣肺化痰,标本兼顾,继以麻黄、杏仁宣肃肺气。更加二陈汤(茯苓、制半夏、陈皮)以燥湿健脾,理气化痰,葶苈子泻肺利水以逐痰饮。三诊时患儿痰化咳止,缓则治本，"脾为生痰之源，肺为贮痰之器"，虞教授即从脾、肺入手，予白术、茯苓、半夏、陈皮健脾燥湿化痰，黄芪、防风补肺益气固表，佐地龙、椒目、黄芩清肺平喘以清肺降气以善后。

【导师评语】 哮喘一证，多与痰相关。本案例以临床常见病哮喘（热喘）为例，较详细地记录了从发病、缓解、稳定三阶段的治疗方法。并根据不同阶段，采用不同的方药，对临证有一定指导作用。在整理过程中，得出肺、脾、肾三脏在哮喘发病过程的作用，并在不同阶段的治则异同。层次较分明。然在本案例的书写中，处方用药排列可更严谨。

案 3. 张某，男，2 岁。2013 年 5 月 7 日初诊。

【主　　诉】 咳嗽月余。

【现 病 史】 患儿咳嗽月余，呈阵发性，咳重泛恶，痰声辘辘，夜间频繁，鼻流清涕，眼痒鼻痒，无发热、无吐泻，纳欠馨，夜寐安，二便调。

【望闻切诊】 神清状可，两肺音粗，可闻及痰鸣音，腹平软，胃脘部无压痛，无反跳痛及肌紧张，舌质红，苔白腻，脉滑。

【中医诊断】 咳嗽

【证候诊断】 痰湿咳嗽

【西医诊断】 咳嗽变异性哮喘

【治　　法】 宣肺化痰

【处　　方】 三拗汤合三子养亲汤加味：

炙麻黄 6 g	苦杏仁 9 g	紫苏子 9 g	炒白芥子 9 g
莱菔子 9 g	姜半夏 6 g	广陈皮 3 g	花椒目^扣9 g
炒黄芩 6 g	辛夷花 6 g	地龙干 6 g	蒸百部 9 g
鸡内金 9 g	炙甘草 3 g		

7 剂（日一剂，水煎 2 次，共取汁 100 mL，分 2~3 次温服）

医嘱：忌食辛辣、海鲜等物。

【二　　诊】 2013 年 5 月 14 日。药后咳减痰消，胃纳少，夜寐安，汗出多，大便干硬，隔日 1 行。双肺呼吸音清，未闻及干湿啰音，舌质淡红，舌苔薄白，脉有力。证属肺脾不足，再拟健脾化痰，方以六君子汤加味：

太子参9g	炒白术9g	云茯苓9g	姜半夏6g
广陈皮5g	酒黄芩9g	辛夷花9g	花椒目打9g
地龙干9g	天花粉9g	山楂肉9g	蒸百部9g
鸡内金9g	炙甘草3g		

14剂,煎服法同上

【三　诊】 2013年5月28日。药后诸症得缓,无咳无痰,纳增便调,寐痞汗多,舌淡红,苔薄白,脉和缓。前方奏效,再守原意。上方去蒸百部,加麻黄根9g,麦冬9g,14剂,巩固治疗。

【按　语】 患儿咳嗽持续月余,症见咳嗽、白痰、流清涕,中医诊断为咳嗽,西医诊断为咳嗽变异性哮喘,辨证属风寒犯肺、痰饮内停。尽管病程长,表症仍在,则不拘时日,治以宣肺散寒、降气化痰。方用三拗汤合三子养亲汤、二陈汤加减。三拗汤宣降肺气,一宣一降,恢复肺的功能。三子养亲汤降气化痰,用于痰浊壅肺、咳逆痰涌、苔滑腻者;二陈汤燥湿化痰、理气和中,用于咳而痰多、痰质稠厚、胸闷脘痞、苔腻者;两方同治痰湿,后者重点在脾胃,痰多脘痞者适用;前者重点在肺,痰涌气急者较宜。小儿肺脏娇嫩,脾常不足,母子相生,一旦发病,两者常互为影响,相伴而存,故同用增效,各司所属,法半夏、陈皮、茯苓健脾化痰;紫苏子、白芥子、莱菔子化痰下气平喘;花椒目,味苦、性寒,行水平喘,适用于痰饮喘息或呛咳;地龙干息风通络定喘,是虞教授喜用之药;酒黄芩清上焦热、辛夷花通鼻窍,皆有抗过敏作用。药后咳减、痰消,转为扶正固本,健脾化痰,以六君子汤健益肺脾之气,天花粉、麦冬生津润燥,调理肺脾。

【导师评语】 咳嗽变异性哮喘临床多见。本案例治法治则均符,处方遣药得当,但首次治则书写不规范,何谓"宣化",应按规范用语书写医案。切切!!

脾系疾病

溃疡性口腔炎(2例)

案1. 蒲某,男,5岁。2013年12月10日初诊。

【主　　诉】　口腔溃疡伴发热6天。

【现 病 史】　患儿自6天前出现口腔溃疡,疼痛拒食,身热起伏,波动于38.5℃上下,面色红赤,饮食少进,夜寐不宁,大便秘结,小便量少。

【既 往 史】　反复呼吸道感染。

【望闻切诊】　神志清楚,精神不振,面色青苍,颊红唇赤,齿龈及口腔黏膜红肿,上唇内侧黏膜处有2枚溃疡,咽部红肿,峡部滤泡,心音力,两肺清,腹部平软,舌红赤,尖点刺,苔色黄,脉滑数。

【中医诊断】　口疮

【证候诊断】　肺胃热盛,肾水不足

【西医诊断】　溃疡性口腔炎

【治　　法】　清解肺胃,滋肾养阴

【处　　方】　玉女煎化裁:

| 生石膏^{先煎}15 g | 肥知母9 g | 生地黄15 g | 浙玄参9 g |

生石膏^先煎^15 g　　　肥知母9 g　　　生地黄15 g　　　浙玄参9 g

板蓝根9 g　　　干芦根9 g　　　酒黄芩9 g　　　生甘草9 g

7剂(日一剂,水煎2次,共取汁100 mL,分2~3次温服)

【二　　诊】　2013年12月17日。服上药后患儿热降未清,体温波动于37.3℃上下,溃疡稍和,饮食渐进,胃纳尚可,夜寐转安,大便偏干,隔日1行,小便自调。查体:齿龈、咽峡部红肿,右上软腭黏膜处有1枚小溃疡,心音力,肺音清,腹部平软,舌色红赤,苔根黄腻,脉滑小数。证属肺胃热稽,前方损益以清之,前方去石膏,加生山栀9g、荆芥穗9g、北防风9g、薄荷叶3g,7剂,煎服法同上。

【三　诊】 2013年12月24日。身热已平,溃疡向愈,口腔无痛,饮食复常,唇干开裂,大便质干,每日1行,夜寐安卧。咽部微红,齿龈略肿,舌质红,舌苔少,脉细数。证属余热未清,气阴两伤,治以清热养阴,自拟生津养胃汤加味:

生地黄9g	浙玄参9g	寸麦冬9g	香橼皮9g
佛手片6g	天花粉9g	山玉竹9g	京楂肉9g
绵黄芪9g	炒白术9g	北防风6g	

14剂,煎服法同上

【按　语】 小儿口疮,以齿龈、舌体、两颊、上颚等处出现黄白色溃疡,疼痛流涎,或伴发热为特征,是小儿常见病之一。西医认为本病与病毒或细菌感染有关。中医理论认为脾开窍于口、心开窍于舌、肾脉连舌本、胃经络齿龈,中医儿科界普遍认同:小儿口疮发生的原因,以外感风热乘脾、心脾积热上熏、阴虚虚火上浮为多见,其主要病变在心、脾、胃、肾。虞教授深研温病理论,根据叶天士"小儿热病最多者,以体属纯阳,六气着人,气血皆化为热也"(《临证医案指南·幼科要略》),及吴鞠通"稚阴未长,则脏腑柔嫩,易于传变,易于伤阴"(《温病条辨·解儿难》)之说,指出口疮发病乃由小儿本自肾水不足,感邪之后从阳化热而致,其病机以真阴不足为本,邪热亢盛为标,治当标本同治,清热养阴兼施。

此案例患儿,乃由外感温邪,热传入里,先犯于肺,继乘脾胃,上、中二焦热盛,熏灼口舌,而致口腔黏膜破溃,形成口疮;复诊时患儿虽身热不退,然其面色青苍,《温热论》尝言:"面色苍者,须要顾其津液",此为阳明有余,少阴不足。故治疗当以清肺胃火热,滋肾水不足,虞教授将张景岳之玉女煎化裁,方中石膏、知母大清肺胃火热而不伤阴,易熟地黄为生地黄,即能滋养肾阴,又兼清热解毒,且无滋腻碍胃之弊,配伍玄参增强养阴清热之力,板蓝根可"解诸毒恶疮,散毒去火"(《分类草药性》),黄芩功擅清泄上、中二焦热毒,芦根长于清透肺胃气分实热,生甘草清热解毒,调和诸药,并蕴"滋肾药中加甘草,令甘守津还之意"。二诊时患儿溃疡稍和,身热未清,辨证当属肺胃邪热稽留,守法守方,去石膏,改山栀清热泻火,导热下行从小便泄去;荆芥穗、防风、薄荷疏风散邪,透热发表随汗液而解,如此上下分消"使邪有出路"。三诊诸症向和,然热病之后,气阴两伤,又恐炉烟虽息,灰中有火,故予益气养阴清热法调理善后。

【导师评语】 口疮为儿科常见病,中医诊治多从疏风清热或清泻肺胃入手。本案例整理者能结合"外感温热论"学习心得,运用温病学理论,在清肺胃郁热之时,兼滋肾水之不足,将学习所得与临床实际结合,取得很好效果。尤在三诊时,用益气养阴清热法善后,"恐炉烟虽息,灰中有火",实为神来之笔。善!

案 2. 叶某,女,5 岁。2013 年 6 月 19 日初诊。

【主 诉】 口腔疼痛 4 天。

【现 病 史】 患儿口腔疼痛 4 天,口涎增多,口气臭秽,饮食量少,烦躁口渴,大便干结,1～2 日 1 行,小便黄赤。既往健康,平素偏食,喜食煎炸厚味,蔬菜瓜果及饮水少进。

【望闻切诊】 神清状可,面颊红赤,唇红而干,齿龈红肿,口腔黏膜及齿龈上见 3 枚溃疡,绿豆样大,周边红赤,咽部嫩红,乳蛾无肿,心音力,两肺清,腹软无殊。舌质红,苔薄白,脉浮滑有力,两尺部细数。

【中医诊断】 口疮

【证候诊断】 脾胃积热,胃肾阴虚

【西医诊断】 溃疡性口腔炎

【治 法】 清胃消积,滋阴增液

【处 方】 玉女煎加减:

生石膏^{先煎}15 g　　　生地黄 15 g　　　麦门冬 9 g　　　　肥知母 9 g

川牛膝 9 g　　　　焦山楂 9 g

　　　　　7 剂(日一剂,水煎 2 次,共取汁 100 mL,分 2～3 次温服)

【二 诊】 2013 年 6 月 26 日。药后患儿溃疡愈合,口气消退,饮食如常,躁渴减轻,大便转软,每日 1 行,小便黄赤。口腔黏膜及齿龈溃疡面愈合,齿龈呈正常黏膜淡红色,舌质红,苔薄白,脉细有力。诸症得缓,溃疡虽愈,病

机仍在,胃热阴虚,再守原意,上方加天花粉 9 g,再进 7 剂,嘱无需再诊,但要饮食均衡。

【体　会】　本案例溃疡位于口腔黏膜和齿龈上,周边红赤,牙龈红肿,烦躁口渴是胃火炽盛的表现,但患儿脉尺部细数,提示肾阴虚。《医学举要》"阳明、少阴二经,皆是津液所关;阳明实则火炽而津液涸,少阴虚则水亏而津液亦涸。"两因共致大便干结。《成方便读》"人之真阴充足,水火均平,决不致有火盛之病。若肺肾真阴不足,不能濡润于胃,胃汁干枯,一受火邪,则燎原之势而为似白虎之证矣。"辨证胃热阴虚至关重要,虚实定性,治则、用药迥异。

玉女煎一方出自《景岳全书》,具有清胃泻火、滋阴增液之功。方由石膏、熟地黄、麦门冬、知母、牛膝组成。方中石膏、知母清阳明有余之火为君;熟地黄补少阴不足之水,为臣;麦门冬滋阴生津为佐;牛膝导热引血下行,以降炎上之火。虞教授为防熟地黄滋腻滞脾,有碍消化,熟地黄改用生地黄,生地黄性寒,凉血清热、滋阴补肾、生津止渴,更适合小儿。二诊诸症得缓,溃疡虽愈,胃热得清,阴尚未复,再守原意,仍以石膏、知母继清余热,务使炉烟全息,灰火尽除,另加天花粉增强滋阴增液之功。

【导师评语】　本案例宗景岳学术思想,以玉女煎为主治疗小儿脾胃积热之口疮,药简效著,疗效确切。实为有方有药,理法相合,对临床工作有较好指导意义。

小儿厌食(2例)

案1. 郑某,男,6 岁。2012 年 10 月 9 日初诊。

【主　诉】　纳谷不馨,拒食挑食 2 年余。

【现病史】　患儿拒食挑食日久,纳谷不馨,晨起时有口气,平素喜食冷饮,夜眠欠安,二便尚调。

【既往史】　反复呼吸道感染。

【望闻切诊】　神志清楚,精神尚可,形体消瘦,面色晦暗少华,咽部淡红,喉核无肿,心音力,两肺清,腹略胀满,触之无痛。舌质淡,苔薄白,脉沉细无力。

【中医诊断】　厌食

【证候诊断】　脾失健运

【西医诊断】　小儿厌食

【治　　法】　健脾助运

【处　　方】　自拟健益方加味：

绵黄芪 9 g	焦白术 9 g	云茯苓 9 g	广陈皮 5 g
制半夏 9 g	酒黄芩 9 g	金佛手 6 g	青防风 6 g
生山楂 9 g	香谷芽 15 g		

14 剂（日一剂，水煎 2 次，共取汁 100 mL，分 2～3 次温服）

【二　　诊】　2012 年 10 月 23 日。食欲增加，饮食渐馨，口气已无，舌淡红，苔薄白，脉有力。前法奏效，再以上方加减续进 1 月而痊愈。

【按　　语】　患儿素嗜冷饮，致使脾阳受损，经云"阳化气，阴成形"，中阳不振，推动、温煦不及，脾失纳运而致厌食，水谷不化而成积滞，此正如张仲景所言"脾伤则不磨"。虞教授治以健脾益气、消食助运，处方黄芪、白术、茯苓温中补虚健脾，陈皮、佛手理气助运，并使补而不滞，山楂、谷芽消食开胃，黄芩一则清解食积所生之热，二则监制补虚之药以免温燥太过耗伤胃阴。肺脾为子母之脏，母病及子，临床上多见厌食患儿反复易感，故虞教授方中加防风一味，与白术、黄芪配伍取玉屏风意，补肺固表以安未受邪之地。

【导师评语】　厌食患儿，多为脾土失健，中阳不振，治当健脾助运。江育仁教授常言"脾健不在补而贵在运"。运脾之物，又以苍术为佳。然苍术之燥，儿童当少用，并注意配伍。本案例以佛手等作为助运之药，选用恰当。

案 2. 王某，男，4 岁。2012 年 8 月 13 日初诊。

【主　　诉】　厌恶进食 3 年余。

【现 病 史】　患儿自出生起即厌恶进食，乳食、辅食均难以喂哺，食多易吐，其后几经中西医各方延治，服用复合维生素、赖氨酸、葡萄糖酸锌及健胃糖浆等药，未能取效。刻诊：饮食少进，纳谷不馨，神疲乏力，反复呼吸道感染，感冒、支气管炎平均每月发病 1～2 次。终日鼻塞不通，晨起打喷嚏频繁，寐寐汗多，夜眠不宁，大便溏结不调。

【既 往 史】 反复呼吸道感染,过敏性鼻炎。

【望闻切诊】 神志清楚,精神尚可,形体消瘦,面色萎黄,目下青黯,眼胞浮肿,山根青筋散布,咽部淡红,喉核略肿,心音力,两肺清,全腹平软,舌淡红,苔薄白,脉软无力。

【中医诊断】 厌食

【证候诊断】 脾胃气虚,肺卫不固

【西医诊断】 小儿厌食,反复呼吸道感染

【治　　法】 健脾助运,培土生金

【处　　方】 六君子汤加味:

潞党参9g	炒白术9g	云茯苓9g	制半夏9g
广陈皮5g	酒黄芩9g	川椒目^打9g	辛夷花9g
地龙干9g	炙内金9g	生山楂9g	香谷芽9g
炙甘草3g			

14剂(日一剂,水煎2次,共取汁100 mL,分2～3次温服)

【二　　诊】 2012年08月27日。胃纳略增,精神转振,汗出仍多,服药2周来未有感冒。前法奏效,再守原义,上方再进14剂。

【三　　诊】 2012年09月11日。纳谷渐馨,食量增加,汗出浸衣,未曾感冒,夜眠安,二便调,舌淡红,苔薄白,脉略软。再拟健脾助运,固表止汗,四君子汤加味:

潞党参9g	炒白术9g	云茯苓9g	麻黄根9g
煅龙齿^{先煎}30g	煅牡蛎^{先煎}30g	酒黄芩9g	炙内金9g
佛手片9g	香谷芽9g	炙甘草3g	

14剂,煎服法同上

【四　　诊】 2012年09月25日。患儿食欲改善,食量增加,精神振作,面色润泽,汗出减少,寐安便调。嗣后再予前法出入调理2月余,期间曾外感咳嗽一次,未服西药,服止咳化痰汤药数剂即愈。

【按　　语】 小儿"脾常不足",其脾胃之体成而未全,脾胃之气全而未壮,因先天禀赋不足,脾胃薄弱,或因后天喂养不当、饮食不节,他病伤脾或情志不节,易于出现脾胃受纳、腐熟、精微化生、输布等功能的异常,导致小儿长期厌恶进食。此案例小儿自出生起即厌恶进食,乃属先天不足,脾胃薄弱;脾为后天之本,脾胃薄弱,气血生化乏源,则脏腑失于充养,又土为金母,母病及子,脾病及肺,而致肺气不足,卫外失固,反复呼吸道感染。虞教授初治从健脾益气,培土生金入手,取六君子汤为主方,党参、白术、茯苓、炙甘草健脾益气补肺,半夏、陈皮燥湿理气,配伍炙内金、山楂、谷芽消食助运开胃,黄芩、椒目、辛夷、地龙清宣肺气而通鼻窍。初治奏效,胃开纳增,但见汗出仍多,此为肺脾不足,表虚不固,再予四君子汤培补肺脾,加麻黄根、龙牡敛汗固表,鸡内金、谷芽健胃助运,佛手理气而使补而不滞,黄芩佐制不使温补太过而化火化燥。如此肺脾同调,前后3月余,而使脾运得健,肺卫能固而收功。

【导师评语】 厌食一症,儿科多见,临证多为脾失健运。久之常可兼见他证。治疗以运脾为主。江育仁教授常言"脾健不在补而贵在运",本案例亦如此。鉴于厌食较久,中土失健,母病及子,反复呼吸道感染,取培土生金之法,以六君子汤为主,证治符合,可为临证之参考。本案例书写规范,体会总结均符合中医儿科特点,对今后临床有一定参考价值。

浅表性胃炎、胃窦炎(4 例)

案 1. 崔某,女,8 岁。2013 年 8 月 30 日初诊。

【主　　诉】 反复胃脘痛 4 月余。

【现 病 史】 患儿近 4 月来胃脘疼痛反复发作,疼痛多于进餐后发生,疼痛隐隐,嗳气反酸,自觉腹胀,急躁易怒,曾查胃镜示浅表性胃炎,服西药后诸症减,停药则又同前,食少纳呆,夜寐欠安,二便自调。

【望闻切诊】 神清状可,形体消瘦,面色青黄,咽部淡红,乳蛾无肿,心音有力,两肺清,全腹平软,胃脘部轻压痛,舌质红,苔薄白,脉沉弱。

【辅助检查】 胃镜示:浅表性胃炎。

【中医诊断】 胃脘痛

【证候诊断】 脾胃不和

【西医诊断】 浅表性胃炎

【治　　法】 健脾和胃,疏肝行气

【处　方】　六君子汤加味：

炒党参9g　　　　云茯苓9g　　　　焦白术9g　　　　制半夏6g

炒白芍15g　　　　吴茱萸3g　　　　酒黄芩9g　　　　广陈皮6g

川楝子9g　　　　金佛手5g　　　　炙甘草3g

14剂（日一剂，水煎2次，共取汁200 mL，分2～3次温服）

【二　诊】　2013年9月14日。患儿服上药后诸症平，无胃痛、无嗳气、无反酸，大便软，每日1次。昨起新感发热，体温38.0℃上下波动，无咳嗽，无吐泻，食欲不振。面色青黄，咽部充血，乳蛾未肿，心音力，两肺清，腹部平软，触之不痛，舌质红，苔薄白，脉浮数。患儿新感，风热袭表，治以疏解，方用自拟和解方加减：

广藿香9g　　　　川厚朴6g　　　　姜半夏6g　　　　云茯苓9g

软柴胡6g　　　　酒黄芩6g　　　　太子参6g　　　　荆芥穗9g

关防风9g　　　　板蓝根9g　　　　生甘草3g

7剂，煎服法同上

【三　诊】　2013年9月21日。药后2天热退，未现咳嗽、鼻塞等不适，昨日进食后脘腹部略觉胀满，无嗳气，纳欠馨，夜寐安，大便调。证属脾气虚弱，治拟健脾益气，方以六君子汤加减：

炒党参9g　　　　云茯苓9g　　　　焦白术9g　　　　制半夏6g

炒白芍15g　　　　吴茱萸3g　　　　酒黄芩9g　　　　广陈皮6g

金佛手5g　　　　焦山楂9g　　　　炙甘草3g

14剂，煎服法同上

【按　语】　慢性胃炎是由多种致病因素长期作用，引起胃黏膜炎症性病变，近年来全国各地区域性的流调显示，本病在儿童中的发病率不低。其主要临床症状为腹痛、腹胀、呃逆、反酸、恶心、呕吐、食欲不振、腹泻、无力、消瘦等，反复腹痛是小儿就诊的常见原因。中医将本病归于"胃脘痛"范畴，其病位在胃，多由饮食不节、嗜食生冷或忧思恼怒等损伤脾胃，气机不畅，从而导致胃的病变。胃之受纳、腐熟及消化功能，依赖于脾气的运化，肝气的疏泄，肾阳的温煦，故胃脘痛一症也与脾、肝、肾关系密切。本案例脾胃失健、肝气犯胃，治以健脾和胃、疏肝行气。取六君子汤、戊己丸合用，方中党参甘温，补中益气；

白术苦温,燥脾补气;茯苓甘淡,渗湿健脾;甘草甘平,和中益土;再加陈皮理气降逆;半夏燥湿除痰,诸药相合则"气足脾运,饮食倍进,则余脏受荫,而色泽身强矣"(汪昂《医方集解·补养之剂》)。本案例患儿肝火不甚,热征不显,以肝郁为主,故以黄芩易黄连,因症用药,又避黄连苦寒之弊,加川楝子、金佛手增强理气解郁之效。药后诸症平,适逢外感,感时胃脘部未现不适,治以疏解,上、中二焦同治,感后5天脘腹部略有不适,但较前症状轻微,再予前方出入而获效。虞教授诊治脾胃病证,重视虚实寒热气血变化和脏腑之间的整体关系,既治脾胃,又注重其他脏腑对脾胃的影响;临证用药,擅于甘温补脾,将党参、茯苓、白术、甘草、山药、陈皮等温补调理脾胃之药,运用于各种治法之中;主张平剂和胃,慎用峻猛之药;攻补兼施,强调治疗及时和准确,力求攻不伤脾胃,补脾不滞邪,中病即止。

【导师评语】 小儿胃脘痛近年来渐多,虽有饮食不节,亦有情志因素。本案例结合儿童生理病理特点,根据临床表现,发扬前人学术思想,以戊己丸为主方,辨证与辨病结合,病理、情志同虑,总结了小儿胃脘痛的证治,形成儿科特色。甚好! 尤其在儿科用药中,遵"稍呆则滞,稍重则伤"之古训,组方精简,中病即止,以平为期,中焦得衡,实为临证之指南也。

案2. 黄某,女,8岁。2012年8月14日初诊。

【主　　诉】 胃脘疼痛、嗳气频作半年余。

【现 病 史】 患儿自半年前无明显诱因下出现胃脘时痛,嗳气频作,偶有吞酸,无恶心呕吐,无腹泻便溏。家长予服铝碳酸镁片(胃达喜)等制酸剂罔效。胃纳佳,二便调,夜寐安。

【望闻切诊】 神志清,精神可,咽略红,心音力,两肺清,全腹平软,胃脘部轻压痛。舌质红,苔薄黄,脉弦滑。

【辅助检查】 胃镜(复旦大学附属儿科医院,2012-04-12)示:胃窦炎。

【中医诊断】 胃脘痛

【证候诊断】 肝火犯胃

【西医诊断】 浅表性胃炎

【治　　法】 清肝降气,健脾和胃

【处　　方】戊己丸合六君子汤加减：

酒黄芩9g	吴茱萸9g	炒白芍15g	川楝子9g
佛手片6g	炒党参9g	炒白术9g	云茯苓9g
制半夏9g	广陈皮6g	炙甘草3g	

14剂(日一剂,水煎2次,共取汁200mL,分2~3次温服)

【二　　诊】2012年9月11日。患儿服上药后,胃痛缓解,嗳气得减,已无吞酸,舌略红、苔薄黄,脉小滑。前方奏效,再守前义,上方加川楝子9g、佛手6g、炙内金9g,14剂,煎服法同上。

【三　　诊】2012年10月9日。诸症已平,无嗳气吞酸,无胃脘疼痛。嘱无须再诊,饮食忌辛辣刺激生冷,起居宜注意保暖,调摄情绪。

【按　　语】明·万全曾论小儿"肝常有余",而现代小儿多因家长溺爱而恣意任性,稍不合意即悒悒不乐,导致肝失疏泄、郁而化火、横逆犯胃、胃气上逆,遂见嗳气、吞酸、腹痛诸症。虞教授用《太平惠民和剂局方》戊己丸加减配伍四君子汤或六君子汤之类以清肝降气、健脾和胃,治疗此类疾病每收良效。戊己丸由黄连、白芍、吴茱萸三味中药组成,主治肝火犯胃、肝胃不和所致的胃脘灼热疼痛、呕吐吞酸、口苦嘈杂、腹痛泄泻。方中原以黄连为君,虞教授虑小儿"稚阳"之体,不耐寒霜,以黄芩更替之,免其大苦大寒折伤中阳之弊。黄芩清泻肝火为君药,肝火得清,自不横逆犯胃;吴茱萸疏肝解郁,和胃降逆为臣药;白芍养血柔肝,缓急止痛为佐药;再配伍六君子汤健脾益气,扶土抑木;川楝子、佛手疏肝理气止痛,诸药相合,共奏清泻肝火,健脾助运,降气和胃之效。

【导师评语】此案例以小儿常见病胃窦炎为例,以万全"肝常有余"学说,结合现代家庭娇养儿童而多情志致病,以古方戊己丸加减治疗,取得较好疗效,此案例对儿童临床有较好的指导意义。

案3.倪某,女,6岁。2013年12月10日初诊。

【主　　诉】腹痛隐隐半年余。

【现病史】患儿体弱,反复呼吸道感染,多予抗生素等治疗,近半年来时诉中上腹疼痛,隐隐而作,反酸、嗳气,外院行纤维胃镜检查示:胃窦炎,拒服西药,转求中医调治。刻诊：患儿腹痛隐隐,面色萎黄,胃纳减少,夜寐欠安,二便尚调。

【既 往 史】 反复呼吸道感染。

【望闻切诊】 神志清,精神可,咽微红,扁无殊,两肺清,腹平软,无压痛,舌质淡,苔薄白,脉软弱。

【辅助检查】 纤维胃镜(外院)：胃窦炎。

【中医诊断】 胃脘痛

【证候诊断】 脾胃不和

【西医诊断】 胃窦炎

【治　　法】 健脾和胃

【处　　方】 异功散合戊己丸加味：

潞党参 10 g	炒白术 10 g	云茯苓 10 g	广陈皮 6 g
青木香 6 g	吴茱萸 3 g	杭白芍 10 g	正川连 3 g
佛手片 5 g	川楝子 9 g	姜竹茹 9 g	生山楂 9 g
炙甘草 3 g			

14 剂(日一剂,水煎 2 次,共取汁 100 mL,分 2~3 次温服)

【二　　诊】 2013 年 12 月 24 日。患儿服上药 14 剂后腹痛得缓,嗳气、反酸次减,舌脉同前,前法奏效,上方续进 14 剂。

【三　　诊】 2014 年 1 月 7 日。诸症已平,患儿无腹痛、嗳气、反酸,舌淡红,苔薄白,脉平和。肺脾不足,再拟健脾补肺以调益,健益方合戊己丸加味：

绵黄芪 9 g	炒白术 9 g	北防风 6 g	云茯苓 9 g
姜半夏 9 g	广陈皮 5 g	吴茱萸 3 g	杭白芍 10 g
正川连 3 g	炙内金 9 g	炙甘草 3 g	

14 剂,煎服法同上

【按　　语】 儿童胃窦炎近年来发病率较高,此与喂养不当,饮食失节,社会环境及生活习惯发生改变相关,而临床亦见一部分儿童由药物损伤引起。这类小儿多是免疫水平紊乱,反复呼吸道感染,经常应用抗生素、解热镇痛剂及肾上腺皮质激素等药物,药物刺激胃黏膜,破坏黏膜的保护屏障,引起胃黏膜充血、水肿、糜烂及出血,导致胃窦炎。中医认为小儿机体柔弱,脾常不足,容易受到他脏疾病或药物的影响,而致脾胃运化功能受损。《小儿药证直诀·五脏辨证》言:"小儿脏腑柔弱,不可痛击",《温病条辨·解儿难》中亦指出:"其用药也,稍呆则滞,稍重则伤",小儿脏气清灵,药物反应较成人敏感,故易为药毒所伤。此案例小儿胃脘痛即由反复外感用药导致,辨证当属脾虚气滞,胃失和降,治疗先拟健脾补虚、调畅气机,和胃止痛。虞教授以异功散合戊己丸为主方,异功散功擅健脾益气、行气化滞,戊己丸长于理脾调气、和胃止痛,再配伍木香、佛手、川楝子理气止痛,姜竹茹和胃降逆,山楂消积助运,甘草健脾和中,又合芍药缓急止痛。如是诸药相合,疏补兼施,寓通于补,补脾气、健脾运、降胃气,恢复中焦气机宣通,经脉气血流畅,从而疼痛解除,诸症皆平。因患儿体虚易感,二诊时守法再进,予健脾补肺之玉屏风代替异功散以调益巩固。

【导师评语】 小儿胃炎,属胃脘痛范畴。中医儿科学教材多无收入,仅在中医内科学中纳入。随着疾病谱变化,此类疾病日见增多。根据儿童特点诊治,亟为临床需解决的实际问题。本案例规范记载诊治过程,并从理论上进行探讨、总结。对中医儿科学发展有积极意义。

案4. 金某,女,4岁。2014年2月26日初诊。

【主　　诉】 胃脘疼痛3月余。

【现 病 史】 患儿近3月来自诉食后胃脘疼痛,脘腹痞满不适,食多恶心呕吐,平素因家长宠爱,任性恣意,急躁易怒,胃纳欠佳,夜眠欠安,小便尚调,大便溏结不调。

【望闻问切】 神清状可,形体瘦弱,咽部淡红,心音力,肺音清,全腹平软,舌质淡红,苔白薄腻,脉弦小滑。

【中医诊断】 胃脘痛

【证候诊断】 肝胃不和

【西医诊断】 胃窦炎

【治　　法】 柔肝健脾,和胃止痛

【处　　方】 自拟柔肝健脾汤加味:

| 炒白芍 15g | 潞党参 10g | 炒白术 9g | 川黄连 3g |
| 吴茱萸 3g | 云茯苓 9g | 佛手片 5g | 姜竹茹 9g |

枇杷叶 9 g   炙内金 9 g   生山楂 9 g   炙甘草 3 g

14 剂（日一剂，水煎 2 次，共取汁 100 mL，分 2～3 次温服）

【二　诊】 2014 年 3 月 11 日。服上药后患儿症情得缓，食后偶诉腹痛，未发恶心呕吐，舌质淡，苔薄白，脉小弦。前法奏效，再守原意，上方去黄连，加蒲公英 9 g、山药 9 g，14 剂，煎服法同上。

【三　诊】 2014 年 3 月 25 日。患儿症情向愈，无腹痛，无呕恶，胃纳可，夜眠安，二便调。上方加减以巩固善后。

炒白芍 15 g   潞党参 10 g   炒白术 9 g   蒲公英 9 g
云茯苓 9 g   广陈皮 5 g   佛手片 5 g   枇杷叶 9 g
炙内金 9 g   炙甘草 3 g

14 剂，煎服法同上

【按　语】 此案例小儿胃脘疼痛，脘腹痞满，恶心呕吐，胃纳欠佳，大便不调，平素因家长溺爱而恣意任性，稍不合意即悒悒不乐，根据小儿"肝常有余"，"脾常不足"的生理特点，虞教授将其发病归结为忧思恼怒，伤肝损脾，肝失疏泄，横逆犯胃，脾失健运，胃气阻滞，胃失和降，而发胃痛。此正如《沈氏尊生书·胃痛》："胃痛，邪干胃脘病也……唯肝气相乘为尤甚，以木性暴，且正克也"。究其病机为肝逆犯胃，脾运失健，治当以柔肝健脾，和胃止痛，虞教授自拟柔肝健脾方，融局方戊己丸与四君子汤于一体，方中白芍养血柔肝，缓急止痛；党参、白术健脾益胃，益气助运；黄连清泻肝胃之火；吴茱萸疏肝解郁，和胃降逆；茯苓健脾渗湿、陈皮理气助运；炙甘草合白芍缓急止痛，并益气和中，调和诸药。此案例中另佐以枇杷叶、姜竹茹降逆和胃止呕；佛手疏肝理气消痞；鸡内金、山楂健胃消食助运。小儿稚阳之体，黄连苦寒，易伤中阳，不宜久用，虞教授赏用蒲公英代之，《本草新编》言其"泻胃中实火，又不损土……凡系阳明之火起者，但可大剂服之"。如此诸药相合，共奏柔肝健脾，扶土抑木，和胃止痛之效。

【导师评语】 长期以来，人们都以为儿童疾病较少情志因素。近年来，随着独生子女一代成长，临证中发现七情对儿童疾病的影响不在成人之下。本案例所记载的胃脘痛病例即可佐证。本案例整理中，笔者抓住肝气横逆犯胃的病机，沿用古方戊己丸化裁，合用益气健脾之药，治疗取得较好疗效。如在案例整理中注意卫生宣教的总结则更为完整。

腹泻(2例)

案1. 辛某,女,5个月,2013年5月14日初诊。

【**主　　诉**】 稀便7天。

【**现 病 史**】 患儿近1周来大便稀,便质呈黄糊状,夹杂奶瓣,清冷无臭,日行3～6次,曾在外院诊治,口服蒙脱石散,效果不显,腹痛时作,胃纳一般,喜饮热饮,混合喂养,手足偏凉,小便正常,夜寐欠安。

【**望闻切诊**】 前囟平,头发密,山根青,鼻周青,心音力,两肺清,腹平软,舌质淡,苔薄白,指纹淡。

【**辅助检查**】 大便常规:未见异常。

【**中医诊断**】 泄泻

【**证候诊断**】 脾阳虚

【**西医诊断**】 腹泻

【**治　　法**】 健脾温阳助运

【**处　　方**】 七味白术散加减:

太子参6g	云茯苓6g	焦白术6g	炙甘草3g
粉葛根9g	广木香6g	广藿香6g	炮姜炭2g

　　　　7剂(日一剂,水煎2次,共取汁100 mL,分2～3次温服)

【**医　　嘱**】 乳食适宜,勿过食。

【**二　　诊**】 2013年5月21日。药后大便成形,日行1次,手足温,胃纳佳,寐安。舌质淡红,苔薄白,指纹淡。前方奏效,再拟上方加减,去炮姜炭,加怀山药6g、炒麦芽9g,7剂,嘱无需再诊,但要饮食不可过饥过饱,随小儿成长,逐渐加量,乳母不可过食寒凉,腹要保暖。

【**按　　语**】 本案例患儿大便稀,夹奶瓣,日数次,为脾虚不能运化,清冷无臭,手足凉,是阳虚不能温达四末,喜饮,示有耗伤阴液之候。证属脾阳虚,健运失职,治以健脾温阳助运,方选七味白术散加炮姜炭。七味白术散,是北宋中医儿科鼻祖钱乙创制,载于《小儿药证直诀》。由四君子汤加葛根、藿香、木香组成,功效主要是健脾生津、行气消胀,用于治疗脾胃久虚,津液内耗,呕吐泄泻频作,烦渴多饮。四君子汤益气补脾;藿香芳香化湿、和胃健脾;木香辛苦温,行胃肠气滞,芳香健脾胃;葛根味辛苦,性凉,升发清阳,鼓舞脾胃之气上行,生津止渴,而止泄泻,诸药合用,功能补中化湿,升清生津,全方融补、运、升、降为一体,补而不滞,立方严谨,配伍精当,是治疗儿科腹泻的验方、良方。"脾阳不伤不泻",脾阳充足是健运的根本,用一味炮姜暖脾胃,温中止泻,是画龙点睛之笔。小儿脏气清灵,易趋康复,随拨随应,取效后,阳气复,寒气祛,则去炮姜,加平和之怀山药,炒麦芽健脾助运。

【导师评语】 泄泻一证,儿童多见,但常见实证。脾虚泄泻,多为失治、误治。本案例辨证为脾虚尚可,但阳虚证据欠缺。处方以七味白术散更与阳虚不符,应细细推敲。虑则动手便错矣!

【体　会】 经虞教授点拨,再学习此案例,重新认识虚、实之辨证,颇有收获。此患儿病起是因进食冷饮,随即腹泻稀便,腹痛时作,喜饮热饮,病程仅1周,应属寒伤脾阳,脾运失职,清阳不升,浊阴不降,清浊相混,合污而下。寒主收引,寒凝胃络,时作腹痛,因泻下津伤,故口干欲饮水自救,喜热饮以济寒冰。小儿脾胃娇嫩,饮食生冷易伤脾胃,甚则脾阳,是脾阳暂时受困,尚未达阳虚之候,阳虚多失治、误治,病程较长后渐成,非一蹴而就。虞教授对此案例辨证精准,病因是寒冷伤脾,致脾运失职,津液内耗,渴而喜饮,清阳不升,小儿脾弱易伤,用七味白术散甚恰,健脾生津,芳香醒脾止泻。加用炮姜,有温中散寒的功效。炮姜辛温,辛燥之性较干姜弱,温里之力不如干姜迅猛,但作用缓和持久,且长于温中止痛、止泻。可用于中气虚寒的腹痛、腹泻,有顾护中州作用。用药轻重的细微差别,足以透出虞教授的辨证思路,今后务要明察。而治疗过程亦给启发,二诊即大便成形,手足温,佐证了实证易去,虚证难复的经验。

案2. 吴某,女,10岁,2014年6月17日初诊。

【主　诉】 大便稀薄如水样,日行10余次。

【现病史】 患儿昨日乘凉时恣食饮冷后,出现腹痛不适,大便稀薄如水,日行十余次,曾呕吐1次,为胃内容物,非喷射状,无发热,无晕厥,无抽搐。

胃纳少,眠欠安,小便调。

【望闻切诊】 神疲萎软,面色萎黄,形体中等,发育良好,咽部淡红,心音有力,两肺清,全腹平软,脐周压痛,舌质淡,苔薄白,脉濡。

【辅助检查】 大便常规:WBC 3个/HP,RBC 3个/HP。

【中医诊断】 泄泻

【证候诊断】 寒湿泄泻

【西医诊断】 急性腹泻

【治　　法】 疏风散寒,化湿和中

【处　　方】 藿香正气散化裁:

| 广藿香9g | 佩兰叶9g | 云茯苓9g | 姜半夏9g |
| 姜厚朴9g | 软柴胡9g | 粉葛根9g | 苦秦皮9g |
| 香白芷5g |

7剂(日一剂,水煎2次,共取汁200 mL,分2~3次温服)

【医　　嘱】 饮食适宜,勿过食。

【二　　诊】 2014年6月24日。服上药2剂后,患儿腹泻即已得止,刻诊:日行1次,大便成形,余无不适。即嘱饮食宜温软,起居勿贪凉以善后。

【按　　语】 小儿稚阳之体,卫阳不固,中阳不足,此案例小儿在炎热夏月中乘凉饮冷不慎,致风寒湿邪侵袭人体,直中阳明,湿浊中阻,脾胃不和,升降失常,而发为吐泻;湿阻气滞,而见脘腹疼痛。虞教授认为治以疏风散寒,化湿和中,藿香正气散化裁。方中藿香、佩兰辛温以散风寒,芳香而化湿浊;茯苓健脾渗湿止泻;半夏燥湿理气,湿浊中阻,气机不畅,故予厚朴行气化湿,畅中行滞;柴胡疏泄,调畅气机,寓气行则湿化之义;白芷辛温发散,助藿香外散风寒,兼能燥湿化浊;葛根入阳明经,兼入脾经,鼓舞脾胃清阳之气上升而止泻;湿郁蕴热,故在方中佐以秦皮,取其苦寒兼涩,燥中带敛,既能清热燥湿止泻,又能监制诸药温燥之性。如此外散风寒与内化湿滞相配伍,健脾利湿与理气和胃共施,使风寒得散,湿浊内化,气机通畅,脾胃调和,清升浊降,则泄泻止。

【导师评语】 小儿脾常不足,且饮食不知自节。本案例为风寒泄泻,以藿香正气散加减治疗实属证治合理。在本案中,唯秦皮一味应用有其特色。秦皮本为清热燥湿之品,常用于湿热下痢,在本证中,作者大胆取其性涩收敛之功效,用于风寒泄泻,收到较好疗效。前人亦用秦皮治疗风寒湿痹,可谓异曲同工。

便秘(2 例)

案 1. 刘某,女,3 岁。2013 年 3 月 19 日初诊。

【主　　诉】 大便干硬 4 月余。

【现 病 史】 患儿近 4 个月来大便秘结,便质干硬,一般 3～5 日 1 行,胃纳欠佳,偶有嗳气,无反酸;饮水少,偏食或挑食,小便调,寐欠安。

【既 往 史】 婴儿期曾患"肠套叠"1 次,经治疗后复位。

【望闻切诊】 神志清楚,精神活泼,形体消瘦,面色欠华,咽部无殊,心音力,两肺清,全腹平软,触之无痛,舌质淡,苔薄白,中花剥,脉沉细。

【中医诊断】 便秘

【证候诊断】 脾运失健　胃阴不足

【西医诊断】 便秘

【治　　法】 生津养胃,润肠通便

【处　　方】 生津养胃汤加减:

浙玄参 9 g	麦门冬 9 g	生地黄 9 g	天花粉 9 g
金佛手 5 g	香橼皮 9 g		

7 剂(日一剂,水煎 2 次,共取汁 100 mL,分 2～3 次温服)

医嘱:饮食均衡,多食蔬菜水果,多饮水。

【二　　诊】 2013 年 4 月 2 日。药后诸症得缓,大便成形不干,日行 1 次,胃纳欠佳,夜寐尚安。舌质淡,苔薄白,花剥苔较前好转,脉沉细。余同前。再拟前方加减:

浙玄参 9 g	麦门冬 9 g	生地黄 9 g	天花粉 9 g
金佛手 5 g	香橼皮 9 g	焦山楂 9 g	怀山药 9 g

7 剂,煎服法同上

【三　　诊】 2013 年 4 月 16 日。药后大便转软,日行 1 次,家长因故未来复诊,停药 1 周后,患儿症情反复,大便 3 日 1 行,质干,时觉疲乏,胃纳略

增,夜寐尚安。证属脾运失健,再拟健脾助运,兼养胃阴,上方加减:

太子参9g	云茯苓9g	焦白术9g	怀山药9g
浙玄参9g	麦门冬9g	生地黄9g	天花粉9g
金佛手5g	香橼皮9g	山楂肉9g	

14剂,煎服法同上

【四　诊】　2013年4月30日。药后诸证得缓。嘱饮食均衡,多食蔬菜水果,多饮水以调理善后,随访半年患儿症情未见反复。

【按　语】　便秘一病与脾胃功能和饮食习惯密切相关,脾主运化,胃主腐熟水谷,促进饮食和水液消化吸收,该患儿消瘦、食少,时有乏力,易疲劳,舌质淡,皆脾虚运化无能,气血不能滋养肌体之象,运化无能,胃肠蠕动减慢或力量不足,是小儿便秘的一个重要因素。虞教授治疗此案例先以生津养胃为法,玄参、生地黄、麦门冬均具甘寒之性,入肺、胃、肾经,药性平和,滋阴增液,取吴鞠通治阴虚便秘原意,以补药之体作泻药之用,佐以天花粉增强养阴生津之力,无伤正气。对于虚证之体,虞教授不用泻药恐伤正气,而选具有理气助运、健脾和胃的金佛手、香橼皮健脾、醒脾,以助运化,促进胃肠蠕动。取效后二诊加用焦山楂、怀山药,焦山楂消食助运;怀山药平补肺、脾、肾,气阴同补,是药食同源的健益佳品;山药、山楂配伍应用则扶正顾护而无伤正之虞。三诊纳增,停药1周大便仍不规律,时有疲乏,虞教授辨其证属脾运失健,再拟健脾助运,兼养胃阴,在前方基础上加用四君子益气健脾,增强补益之力,药后诸证得缓而收功。

此案例治疗,初期滋阴增液主药中配以健脾、醒脾之品,助增水行舟,虽有脾虚而未用滋补之品,药专效宏。再诊增健脾消食之焦山楂、怀山药,补益与助运同用,小儿脏器轻灵,随拨随应,用药精少,恰到好处。三诊益气健脾助运增液并施,故病愈。

【导师评语】　儿童便秘,亦不少见。临证当结合儿童生理病理特点,常可用生津养胃、润肠通便之法,并指导患儿家长在儿童日常生活中养成良好的卫生习惯。小儿便秘,慎用泻药,但亦应根据病情轻重程度而定之。不可以偏概全。适度加入制大黄之类,中病即止,亦可取得良好疗效。

案 2. 王某,女,5 岁。2013 年 3 月 19 日初诊。

【主　　诉】　大便干硬 4 月余。

【现 病 史】　患儿近 4 个月来大便秘结,便质干硬,3～5 日 1 行,偶嗳气,无反酸,饮水少,纳一般,小便调,寐欠安。平素偏食挑食,蔬菜少进,喜食煎炸厚味、乳制品等。

【望闻切诊】　神志清楚,精神振作,形体偏胖,面色萎黄,唇红而干,喉核略肿,全腹平软,触之无痛,舌质红,苔白厚腻而花剥,脉滑有力。

【中医诊断】　便秘

【证候诊断】　燥热便秘

【西医诊断】　便秘

【治　　法】　清热生津养胃

【处　　方】　生津养胃汤加减:

| 浙玄参 6 g | 麦门冬 9 g | 生地黄 15 g | 天花粉 9 g |
| 金佛手 15 g | 香橼皮 9 g | 制大黄^{后下} 3 g | |

7 剂(日一剂,水煎 2 次,共取汁 100 mL,分 2～3 次温服)

医嘱:饮食均衡,多食蔬菜水果,多饮水。

【二　　诊】　2013 年 3 月 26 日。药后诸症得缓,大便成形不干,日行 1 次,胃纳佳,夜寐安。舌质淡红,苔薄白,花剥苔显著好转,脉有力。余症同前。再拟上方加减:

| 浙玄参 6 g | 麦门冬 9 g | 生地黄 9 g | 天花粉 9 g |
| 金佛手 15 g | 香橼皮 9 g | 焦山楂 9 g | 怀山药 9 g |

7 剂,煎服法同上

【三　　诊】　2013 年 4 月 2 日。药后大便每日 1 行,便质正常,进食蔬菜仍少,夜寐安,舌淡红,苔薄白,花剥苔已消,脉和缓。前方奏效,再守原意。上方再进 7 剂,嘱需注意饮食均衡,不必再诊。

【按　　语】　便秘一病与饮食生活习惯密切相关,儿童体内水分含量所占比例较成人显著偏高,故对水液的需求更多。随着社会经济的进步,多数家长过于重视营养,往往以肉蛋奶海鲜为主食,偏嗜煎炸炙煿、醇香甜品,日久积而化热,煎灼津液,加之饮水量少或以饮品果汁代替白开水,蔬菜食入少(蔬菜中含大量水分、粗纤维和微量元素,可以促进肠蠕动),导致津液不足、大肠干燥,无水舟停故而便秘。现代医学认为蔬菜摄入量少,微量元素缺乏是导致地图舌的根本原因,中医则认为体内津液不足,胃之气阴不足是地图舌的病机关键。

虞教授治疗便秘习以生津养胃为大法,在此基础上进行加减用药,多以增液汤为底方,增液汤是吴鞠通为治阴虚便秘创制,由浙玄参、麦门冬、生地黄组成,是以补药之体作泻药之用,三者均有甘、苦,微寒之性,玄参入肺、胃、肾经;生地黄入心、肝、肾经;麦门冬归心、肺、胃经,均具有养阴生津之功。玄参、生地黄又能清热凉血,麦门冬润肺滋胃阴,治疗热邪伤阴、津伤便秘,为方中君药。三药药简效宏,协同增效,王叔和有精辟的论述:"此症人以为大肠燥也,谁知是肺气燥乎,盖肺燥则清肃之气不能下行于大肠,而肾经之水,仅足自顾,又何以旁流以润涧哉,夫大肠居于下流,最难独治,必须从肾以润之,从肺以清之,启其上窍,则下窍自然流动通利矣,此下病上治之法也。"实乃肺、胃、肾三焦并治。佐以制大黄增强清胃热之力,去炎之火以保津液,天花粉增强养阴生津之力,另用金佛手、香橼皮理气、健脾和胃,增强胃肠蠕动。二诊热象渐去,大便转软,便次亦日行1次,故去泻火的制大黄,增强焦山楂消积助运,怀山药平补肺、脾、肾,使三焦协调如一。

【导师评语】 小儿习惯性便秘虽不多见,但本案例以少见病例为范例,根据小儿稚阴稚阳生理特点,不一味攻下,而以增液润燥,配伍以理气之法治疗本病,取得较好疗效。在本案例整理中,如能将四诊描述更详准则更具说服力。

肠系膜淋巴结肿大(1例)

案. 史某,女,7岁,2014年月3月25日初诊。

【主　　诉】 腹痛反复1月余。

【现 病 史】 患儿近1月来时发腹痛,以脐周为主,持续数分钟或半小时后可自行缓解,以往外感时多伴腹痛或腹痛加重,纳谷可,二便调,夜寐安。

【望闻切诊】 咽喉红,心音力,两肺清,腹平软,舌质淡,苔薄白,脉小滑。

【辅助检查】 彩超示:肠系膜淋巴结肿大。

【中医诊断】 腹痛

【证候诊断】 脾虚气滞、痰湿内阻

【西医诊断】 肠系膜淋巴结肿大

【治　　法】 健脾运胃

【处　　方】 二陈汤、玉屏风散加减:

制半夏6g	广陈皮6g	云茯苓9g	炙黄芪9g
焦白术9g	关防风6g	佛手片5g	川楝子9g
蒲公英9g	怀山药9g	炙内金9g	炙甘草3g

14剂(日一剂,水煎2次,共取汁200 mL,分2~3次温服)

【二　　诊】 2014年4月8日。诸症平,纳谷馨,无吐泻,二便调,夜寐安,舌质淡,苔薄白,见花剥,脉小滑。证属肺脾不足,拟健脾益气。上方去川楝子,加白芷:

炙黄芪9g	焦白术9g	关防风6g	制半夏6g
广陈皮6g	云茯苓9g	佛手片5g	香白芷5g
蒲公英9g	怀山药9g	炙内金9g	炙甘草3g

14剂,煎服法同上

【三　　诊】 2014年4月22日。偶见脐周隐痛,胃纳可,二便调,寐欠安,舌质淡,苔薄白,脉和缓。证属脾运失健,治拟健脾助运。方用六君子汤加减:

潞党参9g	焦白术9g	云茯苓9g	制半夏6g
广陈皮6g	佛手片5g	川楝子9g	怀山药9g
炒山楂9g	炒谷芽9g	全当归9g	炙甘草3g

14剂,煎服法同上

【按　　语】 小儿肠系膜淋巴结肿大,常在上呼吸道感染或肠道感染中并发。临床表现为发热、腹痛,恶心、呕吐、腹泻、便秘等症状,以右下腹和脐周痛为最常见,常同时伴有脐周、上腹及右下腹压痛,易反复发作。小儿腹痛肠系膜淋巴结肿大发病率较高,占65.2%,近年来发病有增加趋势。以往所诊断的良性腹痛,婴幼儿肠痉挛等经超声诊断多属此范畴。

中医学将其归属为"腹痛"、"瘰疬"、"痰核"范畴,虞教授认为多因邪气侵犯肠道、脾失健运、气机不畅,痰湿内阻中焦所致,治以健脾助运、行气导滞、散结豁痰软坚为主。方药中多以玉屏风散、六君子汤益气健脾,其中伴有反复上呼吸道感染的小儿喜用玉屏风散,既有炙黄芪、焦白术健运脾胃,又和防风益气固表以防外感,二陈汤化痰核,佛手片、川楝子疏肝理气、止痛;鸡内金、焦山楂、炒谷芽祛瘀散结消食,蒲公英清热解毒、消肿散结;诸药合用共奏行气导滞、消积止痛、豁痰软坚之功,故临床疗效较佳。

【导师评语】 肠系膜淋巴结肿大,作为多种疾病的腹部伴随改变,以往不为儿科临床医师重视,且无确切疗法。随着影像诊断学的进步及临床医师的重视,对此改变运用中医中药治疗取得一定疗效。本案例总结中医儿科临床表现,采用健脾化痰软坚中药取得一定疗效,值得在临床中推广、验证。

心肝系疾病

疑似病毒性心肌炎(1例)

案. 胡某,女,11岁。2012年11月3日初诊。

【主　　诉】　心悸不安,胸闷不舒2月。

【现病史】　患儿2月前曾患病毒性感冒,症见发热、咳嗽、腹痛、泄泻,经治痊愈,其后便觉胸闷不舒,喜作叹息,初家长未予重视,后症情渐重,患儿自诉胸闷不适,时感悸动,憋闷气短,叹息后舒,夜眠难安。1月前起在上海市中医医院诊治,查体示心率106次/分,心律欠齐,每分钟可及早搏1~2次,24小时动态心电图(holter)(2012-10-05,上海中医药大学附属龙华医院)示:窦性心律,房性早搏1 496个/24小时,偶发室性早搏,阵发性ST-T改变。予维生素C、辅酶Q10口服治疗1月,患儿症情无缓解。刻诊:心悸不安,胸闷气短,喜作叹息,动则汗出,夜眠不安,胃纳一般,二便尚调。

【既往史】　上呼吸道感染。

【望闻切诊】　神志清,精神可,咽淡红,心音力,心率102次/分,心律不齐,每分钟可及早搏1~2次,两肺清,腹平软。舌质红,苔薄白,脉细而代。

【辅助检查】　24小时holter(2012-10-05)示:窦性心律,房性早搏1 496个/24小时,偶发室性早搏,阵发性ST-T改变。

【中医诊断】　心悸

【证候诊断】　邪毒犯心,气阴两伤

【西医诊断】　疑似病毒性心肌炎

【治　　法】　益气滋阴,通阳复脉

【处　　方】　炙甘草汤加减：

炙甘草9g	云桂枝5g	炒白芍15g	生地黄9g
麦门冬9g	潞党参9g	柏子仁9g	苦参片9g
鲜生姜3片	大红枣5枚		

14剂（日一剂，水煎2次，共取汁200 mL，分2～3次温服）

【二　　诊】　2012年11月17日。心悸、胸闷均有改善，夜眠转安。再守前法，上方加减治疗2月，患儿心悸胸闷症情均已消失，复查24小时holter，未见异常。

【按　　语】　病毒性心肌炎是指由病毒感染引起以心肌细胞的变性坏死和间质炎细胞浸润及纤维渗出为主要病理变化的一种疾病。近年来，由于病毒感染增多，病毒性心肌炎的发病率有逐渐升高的趋势，已成为小儿常见的心脏疾病。此案例因相关理化检查尚未完备，故当前诊断为疑似病毒性心肌炎。据其24小时holter报告分析，病尚轻浅，但患儿体感症状较重，影响其学习、生活及睡眠，西药治疗效果欠佳。审其病机，先系外感风热邪毒，继而邪毒由表入里，内舍于心，耗伤心阴心阳，心阴亏虚，心脉失养，阴不制阳，故见心悸不安；心阳受损，阳失振奋，气化失职，而致胸闷不舒，叹息后方舒。治当以益气滋阴、通阳复脉，方予炙甘草汤加减以期阴阳气血并调，其中桂枝、生姜辛行通散，温振心阳；白芍、生地黄、麦门冬滋阴养血，充养心脉；炙甘草、党参、大枣益心气，补脾气，鼓动胸中宗气，推动气血循行，并资气血生化之源，再佐柏子仁养心安神，苦参清热燥湿以清心之邪毒羁留。

【导师评语】　心悸（疑似病毒性心肌炎）一证，儿童亦不少见。其诊断标准繁多，诊治又不宜拖延，临床多以"拟诊"为先。著名儿科专家刘弼臣教授诊治本病，以"初期治肺，后期治心"为大法，至今仍为中医儿科临证袭用。本案病程2月，初曾对症处理，四诊合参，以"气阴两伤"辨证，其治则治法及用方均为得当，尤以苦参一味用之更妙。如能简要介绍苦参现代药理研究成果，则更完整。

【补充按语】　孙氏著《备急千金方》中说："治卒中恶痛方，苦参三两咬咀以好酢壹升半煮取捌合，强人顿服，老人贰服"。这一条说明苦参可治心病，而且用量宜大。现代药理研究表明：苦参具有抗心律失常作用，其具有一种非特异性"奎尼丁样"效应,即通过影响心肌细胞膜钾、钠离子传递系统,降低心肌应激性,延长绝对不应期,从而发挥抑制异位起搏点,发挥抗心律失常作用。

儿童注意力缺陷多动障碍(2例)

案 1. 陈某,女,7 岁,2014 年 7 月 19 日初诊。

【**主　　诉**】 注意力不集中半年余。

【**现 病 史**】 患儿注意力不集中半年余,外院行相关检查测试,诊断为"多动症",时眨眼、喉中痰声,多动不安,急躁易怒,学习困难,食纳可,二便调,夜寐安。

【**望闻切诊**】 神飞扬,言清晰,动作多,心音力,两肺清,腹平软,舌质红,舌苔少,脉弦滑。

【**辅助检查**】 类风湿因子、抗"O"、铜蓝蛋白正常,脑电图正常。

【**中医诊断**】 脏躁

【**证候诊断**】 痰湿内阻,肝脾不和

【**西医诊断**】 儿童注意力缺陷多动症

【**治　　法**】 疏肝理脾

【**处　　方**】 自拟方加减:

潞党参 9 g	焦白术 9 g	云茯苓 9 g	制半夏 6 g
广陈皮 6 g	软柴胡 5 g	炒白芍 9 g	姜竹茹 9 g
石菖蒲 9 g	煅龙骨^{先煎}30 g	煅牡蛎^{先煎}30 g	炙甘草 3 g

14 剂(日一剂,水煎 2 次,共取汁 200 mL,分 2～3 次温服)

【**二　　诊**】 2014 年 8 月 2 日。药后症状好转,食纳可,二便调,夜寐安。舌质淡,苔薄白,脉小滑。前方奏效,再守原意。上方加芦根,14 剂。

【**三　　诊**】 2014 年 8 月 16 日。注意力欠集中,喉痰减少,性急转缓,食纳可,二便调,夜寐安,舌质淡,苔薄黄,脉小滑。守法施治,上方去芦根,加北沙参 9 g,14 剂。后以此方加减治疗 1 个月,患儿动静如常儿。

【**按　　语**】 多动症小儿近年来有增多趋势,病程长,疗程亦长。本案例患儿多动,急躁易怒,是肝火过亢上炎之征,喉中痰鸣,则为脾虚痰湿之象,病

机为脾虚肝旺,土虚木乘,证属肝脾不和,治疗以疏肝理脾,健脾化湿为主,用六君子汤健脾化痰。软柴胡、炒白芍疏肝柔肝;姜竹茹清化热痰;石菖蒲化湿涤痰开窍;煅龙骨、煅牡蛎平肝潜阳。二诊加芦根、北沙参清热除烦,养阴生津。全方用药和缓,本病治疗,药虽平和,却收佳效。

【导师评语】 注意力缺陷多动障碍是一种较常见的儿童时期行为障碍性疾病,属中医"脏躁"范畴。常因先天禀赋不足、产伤、外伤;后天护养不当,情绪意志失调为病因。临床常见肝肾阴虚、心脾两虚、脾虚肝旺,重者可见痰火内扰。本证患儿为脾虚肝旺,土虚木乘之证。如用逍遥散加减,平肝之力虽可,补土之功尚缺。改用六君为主健脾化痰,先实土之不足,配以柔肝、平肝之品,取得较好疗效。可进一步随访以观后效。

案 2. 夏某,男,9 岁,2012 年 12 月 4 日初诊。

【主　　诉】 神思涣散,注意力不集中 1 年余。

【现 病 史】 患儿近 1 年来神思涣散,注意力不能集中,上课不能安心听讲,作业无法按时完成,多动多言,记忆力差,学习成绩勉强及格,胃纳欠佳,夜眠不安,二便尚调。

【望闻切诊】 神志清,精神可,形体瘦,面无华,咽淡红,心音力,两肺清,腹平软。舌质淡,苔薄白而多涎,脉小滑。

【中医诊断】 脏躁

【证候诊断】 脾虚生痰,痰浊扰神

【西医诊断】 儿童注意力缺陷多动症

【治　　法】 健脾化痰,宁神开窍

【处　　方】 六君子汤加味:

潞党参 10 g	焦白术 10 g	云茯苓 10 g	制半夏 10 g
广陈皮 5 g	酒黄芩 9 g	姜竹茹 9 g	石菖蒲 9 g
炙鸡内金 9 g	佛手片 5 g	炙甘草 3 g	煅龙骨^{先煎} 30 g
煅牡蛎^{先煎} 30 g			

14 剂(日一剂,水煎 2 次,共取汁 200 mL,分 2～3 次温服)

【二　　诊】 2012 年 12 月 18 日。纳食增加,夜眠转安,上课能短暂静心

听讲,在家长监督下可定时完成作业,舌淡红,苔薄白,脉沉。前法奏效,再以上方加减续进巩固。

【按　　语】　小儿脾常不足,若喂养不当,或疾病所伤,则致脾气虚弱。《素问·宣明五气》说"脾藏意","在志为思",脾气虚弱,则表现为神思涣散,言语冒失;脾虚生湿,酿湿成痰,痰浊内扰心神,则表现为精神不专、健忘等症。此类病证,虞教授治以健脾化痰、宁神开窍,主方六君子汤健脾益气、燥湿化痰,配合煅龙骨、煅牡蛎、菖蒲安神开窍,竹茹、黄芩豁痰清心,佐以炙内金、佛手消食理气助运。诸药相合,消补兼施,寒温并用,补脾虚,化痰湿,宁心神,增胃纳而奏效。

【导师评语】　此类病症近年渐为医学界重视。中医辨证多从健脾化痰、祛风镇惊入手。本医案以脾虚痰扰为证候诊断,以二陈汤(六君子汤)为主方,佐以安神开窍之品,配伍恰当,如在体格检查中加上痰浊扰神之证候则更为全面。

病毒性脑炎后遗症(1例)

案. 严某,男,3岁6个月,2014年1月7日初诊。

【主　　诉】　四肢活动不利伴言语障碍3月余。

【现病史】　患儿3月前患"病毒性脑炎"后,遗留后遗症,四肢不利,肌张力一侧增强,言语障碍,现康复治疗中。近2天鼻塞,流清涕,喉中痰鸣,四肢时有抽搐。胃纳可,二便调,夜寐安。

【既往史】　曾有癫痫病史。

【望闻切诊】　神志清楚,神态淡漠,反应迟钝,眼神呆滞,言语不利,鼻饲管留置中,两下肢及左上肢肌张力Ⅳ级,心音力,两肺清,全腹平软,舌质淡,舌苔白,脉弦。

【中医诊断】　痉病,感冒(风寒感冒)

【证候诊断】　痉病(痰湿阻络),感冒(风寒感冒)

【西医诊断】　病毒性脑炎后遗症

【治　　法】　健脾化痰通络

【处　　方】　二陈汤合三子养亲汤加减：

姜半夏9g	广陈皮9g	云茯苓9g	炙甘草6g
莱菔子9g	白芥子9g	紫苏子9g	石菖蒲9g
姜竹茹9g	益智仁9g	煅龙骨^{先煎}9g	煅牡蛎^{先煎}9g
佛手片5g	鸡内金9g	炒谷芽9g	

14剂（日一剂，水煎2次，共取汁100 mL，分2～3次温服）

【二　　诊】　2014年1月21日。药后病情得缓，能自行吞咽少许水和米汤，手足易痉。胃纳尚可，二便调，夜寐安。鼻饲管留置中，两下肢及左上肢肌张力Ⅳ级，舌质淡，苔薄白，脉弦。证属痰湿阻络，再拟前法加减：

姜半夏9g	广陈皮9g	云茯苓9g	炙甘草6g
莱菔子9g	白芥子9g	紫苏子9g	石菖蒲9g
姜竹茹9g	益智仁9g	煅龙骨^{先煎}9g	煅牡蛎^{先煎}9g
佛手片5g	鸡内金9g	炒谷芽9g	明天麻9g
蜜远志5g			

14剂，煎服法同上

【三　　诊】　2014年2月4日。患儿近日又患肺炎，癫痫再作。曾住院治疗。纳谷一般，食入易呕。服用上方，诸症得缓，再拟调益：

姜半夏9g	广陈皮9g	云茯苓9g	炙甘草6g
莱菔子9g	白芥子9g	紫苏子9g	石菖蒲9g
姜竹茹9g	益智仁9g	煅龙骨^{先煎}9g	煅牡蛎^{先煎}9g
佛手片5g	鸡内金9g	炒谷芽9g	明天麻9g
蜜远志5g	紫丹参5g	女贞子9g	

14剂，煎服法同上

上方调理2月余，抽搐未发，鼻饲管去除，可进食半流食，食纳可，二便调，夜寐安。神态较前活泼，眼神较前灵活。四肢活动增多，一侧肌张力较前缓和。

【按　　语】　该患儿2个月前患病毒性脑炎，经治疗但遗留四肢不利、痉挛、言语障碍等后遗症。《素问·至真要大论》："诸痉项强，皆属于湿""百病皆由痰作祟"，痰浊无处不到，阻于经络则四肢不利，易发痉挛，痰浊上阻清窍则言语障碍,智力低下;近 2 天现鼻塞、清涕,考虑是外感寒湿所致。《灵枢·经筋》:"经筋之病,寒则反折筋急"。患儿卧床,气血运行不畅,痰湿易生;瘀阻经络,四肢时有抽搐,痰阻气道,喉中痰鸣。治疗以健脾化痰通络,方用二陈合三子养亲汤加减,力求从根源上治痰。其中白芥子通皮里膜外之痰;竹茹通络中之痰;石菖蒲豁痰开窍;佛手行气助痰动而祛痰;远志"镇惊,宁心,散痰涎","疗五痫角弓反张,惊搐,口吐痰涎,手足战摇,不省人事"(《滇南本草》),"行气解郁,并善豁痰"(《本草再新》)。久病入络,三诊时加入丹参活血通络。本案例虞教授治疗的特点:初诊、三诊虽属外感和肺炎恢复期,但不为表象和西医诊断所囿,行对症用药,而是抓住疾病本质而治,正所谓"知标本者,万举万当,不知标本,是为妄行"(《素问·标本病传论》)。

【导师评语】 本案从其表现分析,初起为惊风,现为"慢惊风"阶段,治疗方法各异。虽可从养阴、柔肝、补血、息风等入手,但目前应以健脾化痰、镇惊通络为佳,缓以图之,且不可操之过急,更不宜用大量重镇之品。本案例总结中抓住以上要点,记录较完整、分析合理。对临床有一定指导意义。

脂肪肝(1 例)

案. 刘某,男,13 岁,2014 年 6 月 3 日初诊。

【主　　诉】 身重疲乏 2 月余。

【现 病 史】 患儿 2 月前自觉乏力,在外院体检显示轻度脂肪肝,肝功能谷丙转氨酶增高,予"茵栀黄口服液"口服,谷丙转氨酶恢复正常,现仍疲乏,身重困顿,喜静懒动,食纳尚可,二便调和,夜寐安卧。

【既 往 史】 过敏性鼻炎史。

【望闻切诊】 形体胖,咽微红,心音力,两肺清,腹平软,腹壁厚,舌质淡,苔薄黄,脉弦滑。

【辅助检查】 彩超(外院)示:轻度脂肪肝。

【中医诊断】 积聚

【证候诊断】 肝脾不和,痰湿内阻

【西医诊断】 脂肪肝现象

【治　　法】　健脾化痰兼柔肝

【处　　方】　自拟方加减：

云茯苓9g	制半夏6g	广陈皮6g	软柴胡5g
炒白芍15g	鸡内金9g	淮山药9g	佛手片9g
垂盆草9g	焦山楂9g	炙甘草3g	

14剂（日一剂，水煎2次，共取汁200 mL，分2～3次温服）

【二　　诊】　2014年6月17日。药后疲乏消除，较前喜动，身重减轻，纳谷尚馨，二便调和，夜寐安实。形体略胖，舌质淡红，舌苔白腻，脉小滑。前方奏效，再守原法：

太子参5g	炒白术15g	云茯苓9g	制半夏6g
广陈皮6g	焦山楂9g	鸡内金9g	香谷芽9g
垂盆草9g	炙甘草3g		

14剂，煎服法同上

【三　　诊】　2014年7月2日。无不适主诉，体重下降2公斤，自觉神清气爽，舌质淡红，舌苔薄白，脉有力。再以上方加减，治疗月余，复查肝脏彩超正常。

【按　　语】　中医认为脂肪肝属于积聚与瘀痰范畴。虞教授认为该病多由长期嗜食甘肥厚味之品，或情志失调，使脾失健运，湿浊结聚成痰，肝失疏泄，使痰浊阻于肝络而致积聚，形成脂肪肝。本案例患儿身重困乏，喜静懒动，脾虚湿困之征，湿阻中焦，清阳不升愈加疲乏，浊阴不降，滞留于肝，肝失调达则肝酶指标改变，治疗重在健脾化痰兼柔肝，二陈汤燥湿化痰，软柴胡、炒白芍疏肝柔肝，佛手、焦山楂、鸡内金理气消积，垂盆草入肝清湿热，是降肝酶特效药，药后肝功恢复正常，诸症好转，再专主健脾化湿而收功。

【导师评语】　脂肪肝一症，儿童较少见。且诊断需组织细胞学确诊，此在儿童尤难。本案例依据相关症状及影像学所见，拟诊"脂肪肝现象"，并依据中医理论予以诊治，以健脾化痰兼柔肝法。针对谷丙转氨酶异常酌予垂盆草一味，取得一定疗效。值得总结推广。如在医案中完善卫生宣教内容，则更全面。

神经症(1例)

案. 杜某,女,15岁。2013年2月26日初诊。

【主　　诉】 咽部异物感2月余。

【现 病 史】 近2个月因学习压力较大,自觉咽部异物感,伴胃脘不舒,时有腹胀,嗳气频频,口气重浊,急躁易怒,胃纳尚可,大便黏滞,曾在外院治疗,效果不显。

【望闻切诊】 面色黄中隐青,心音力,两肺清,腹部平软,舌质偏红,苔黄根腻,脉弦略滑。

【中医诊断】 郁证

【证候诊断】 肝郁脾虚

【西医诊断】 神经症

【治　　法】 舒肝理脾

【处　　方】 戊己丸合六君子汤加减:

吴茱萸3g	川黄连9g	炒白芍15g	焦白术9g
云茯苓9g	姜半夏6g	广陈皮9g	太子参9g
金佛手5g	姜竹茹9g	川楝子9g	玫瑰花5g
炙甘草3g			

7剂(日一剂,水煎2次,共取汁200 mL,分2～3次温服)

【二　　诊】 2013年3月5日。药后诸症得缓,纳一般,夜寐欠安,舌质淡红,苔薄白,脉小弦。上方奏效,再守原法:上方加枸杞子9 g、党参9 g,14剂。

【按　　语】 梅核气一病多为肝郁气滞,属实证,治从舒肝解郁入手。本案例患儿急躁易怒、嗳气频频,肝火犯胃之象已现,口气重浊,大便黏滞,为脾胃湿热之象,故戊己丸去肝火以和胃,用佛手、川楝子、玫瑰花理气舒肝,姜半夏、陈皮、姜竹茹化湿。虞教授独重肝脾,认为脾不足为内因,脾虚肝阴滋养不足,肝火无敛易炎上,反克制脾土,而致肝胃不和,以六君子汤健脾化痰,以固中州。药后诸症迅速得缓,且不易再发。

【导师评语】　本案例以咽部异物感为主诉，在排除其他疾病后，如有吐之不出，咽之不下等伴随症状，可以考虑郁证(梅核气)。辨证以肝脾两脏为主。治疗时抓住此点，方可收效。

【体　　会】　本案例特点，驱邪扶正兼顾，抓住了病机关键环节，扶正并未碍邪。中医发病观强调内因是基础，外因包括六淫、七情是条件，在认识疾病时既要看到显于外的外因、诱因，更要认识发病的内因，而内因是关键，治疗抓住内因，既截断发病途径，又增助机体对疾病的抗御反应能力，同时去除再发的基础。

肾系疾病

紫癜性肾炎(1例)

案. 余某,男,7岁,2013年1月26日初诊。

【主　诉】　紫癜性肾炎3周。

【现病史】　3周前出现双下肢皮肤出血点,伴腹痛、关节痛,以"紫癜性肾炎"诊治,诸症得缓,虽已出院,但尿常规检查红、白细胞,蛋白均呈阳性改变,故来上海市中医医院求诊,纳食可,二便调,夜寐安。

【望闻切诊】　形体偏胖,双下肢皮肤无出血点,咽略充血,心音力,两肺清,腹部平软,舌质红,苔薄白,脉滑数。

【辅助检查】　尿常规:红细胞20～25个/HP,白细胞5～8个/HP,蛋白(+++),OB(++++)。

【中医诊断】　紫癜,血尿

【证候诊断】　外感初起,血不循经

【西医诊断】　紫癜性肾炎

【治　法】　疏风和解,凉血止血

【处　方】　自拟和解方加减:

广藿香9g	川厚朴6g	姜半夏6g	云茯苓9g
软柴胡6g	酒黄芩6g	太子参6g	荆芥穗9g
关防风9g	仙鹤草30g	车前草20g	生地黄15g
山紫草9g			

　　7剂(日一剂,水煎2次,共取汁200 mL,分2～3次温服)

【二　　诊】2013年2月2日。无不适感,神疲,面色欠华,咽略红,纳食欠馨,舌质淡,苔薄白,脉微沉。尿常规复查:RBC 12~15个/HP,WBC 0个/HP,蛋白(＋＋＋),OB(＋＋＋＋)。证属气不摄血,拟益气摄血、通络止血。方以四君子汤加减:

太子参9g	焦白术9g	云茯苓9g	炙甘草3g
女贞子9g	旱莲草20g	生地黄9g	大蓟草9g
小蓟草9g	仙鹤草30g	玉米须20g	扦扦活20g

7剂,煎服法同上

【三　　诊】2013年2月9日。面华有泽,活泼好动,咽略红,胃纳增,舌质淡,苔薄白,脉平和。尿常规复查:RBC 8~10个/HP,WBC 5~8个/HP,蛋白(＋),OB(＋＋)。外院检查 AST:59,三酰甘油稍高,尿24小时定量:0.42,补体C3下降。证属气不摄血,血热妄行兼见,拟益气凉血摄血。方以六君子汤加减:

太子参9g	焦白术9g	云茯苓9g	炙甘草3g
姜半夏6g	广陈皮9g	肥知母9g	酒黄芩9g
生地黄9g	赤芍药9g	牡丹皮9g	仙鹤草30g
玉米须20g	扦扦活20g		

14剂,煎服法同上

以上方加减调理近2个月,患儿尿常规检查正常。

【按　　语】紫癜性肾炎因过敏性紫癜并发,过敏为起因,病程中变化多端,皮肤出血点时出时没,伴随症状如腹痛、关节痛等亦变化多端,与风邪善行数变的特点相符,累及肾脏者,如有咽喉红赤或肿大者,多为风邪循少阴经而入,侵及肾脏,故在首诊中仍辨证为感受风邪,邪毒入里,损伤脉络,血不循经,三焦是气、血、水循行的通道,三焦络脉受损,血及精微物质溢脉外则见血尿、蛋白尿,治以疏风和解、凉血止血。用广藿香、软柴胡、荆芥穗、关防风疏散表邪,软柴胡、黄芩、姜半夏、太子参有小柴胡汤和解少阳,通达三焦之意。柴胡借其辛平升发之性,畅达三焦,使转枢利、气机和、膜腠畅,则元气得以伸张,郁邪得以外达;黄芩借其苦寒之性,清理郁积之相火;姜半夏、川厚朴和胃化湿;太子参扶正,助邪外出;小柴胡汤集调畅气机、益气活血、清热利湿诸法于一方,斡旋三焦,攻补兼施;生地黄、紫草、车前草凉血止血;仙鹤草扶正止血。二诊、三诊余邪渐去,虚症渐显,神疲,面色欠华,舌质淡,脉微沉,有气虚的病机,恐其不能统摄精微,调整治则为益气摄血为主,以四君子汤、六君子汤加减治疗。紫癜性肾炎病理基础是肾小球基底膜受损,血中大分子细胞和蛋白渗出,修复和强健基底膜的固摄作用,健脾益气固摄和凉血止血齐头并进是明智之举,另外,调节免疫不可忽视,黄芩、生地黄即具调节免疫的作用,可酌情应用。诸药共用,以期达到恢复正气、祛除病邪、防止复发、全面缓解的目的。

【导师评语】 紫癜性肾炎之病理基础是肾小球基底膜受损,中医应为脾所主,故健脾益气调摄,凉血止血要齐头并进。根据辨证与辨病相结合的原则,可酌加调节免疫之品,黄芩、生地黄均具此效,可长期应用。

胡桃夹现象(1例)

案. 朱某,男,6岁,2012年9月4日初诊。

【主　　诉】 发现镜下血尿2年余。

【现 病 史】 患儿于2年前因偶尔体检发现镜下血尿,经系统检查确诊为"胡桃夹现象",之后反复多次检测尿常规,每查均见红细胞,波动为10/HP～满视野/HP,无不适,饮食、二便、睡眠皆佳。患儿已在上海市中医医院门诊治疗半年,镜下红细胞时多时少,数个～满视野/HP,今按其治法分类进行归纳总结。

【望闻切诊】 形体偏瘦,面色尚润,睑无浮肿,心音力,两肺清,腹部平软,舌质淡红,舌苔薄白,脉沉有力。

【辅助检查】 尿常规见RBC:满视野/HP,余(-)。

【中医诊断】 血尿

【证候诊断】 脾肾不足,气不摄血

【西医诊断】 胡桃夹现象

【治 法 一】 健脾升阳,益气摄血

【处 方 一】 四君子汤加减:

太子参9g　　　　焦白术9g　　　　云茯苓9g　　　　炙甘草3g

女贞子 9 g	旱莲草 20 g	生地黄 9 g	大蓟草 9 g
小蓟草 9 g	软柴胡 5 g	川升麻 6 g	仙鹤草 30 g
酒黄芩 6 g	生黄芪 12 g		

【治法二】 和解少阳,化湿和胃(和解法)

【处方二】

广藿香 9 g	川厚朴 6 g	姜半夏 6 g	云茯苓 9 g
软柴胡 6 g	酒黄芩 6 g	太子参 6 g	女贞子 9 g
旱莲草 20 g	大蓟草 9 g	小蓟草 9 g	生地黄 9 g
仙鹤草 30 g	南沙参 9 g	北沙参 9 g	

加减:炙黄芪 9 g,鸡内金 9 g。

【治法三】 益气补肾,清热解毒活血

【处方三】

太子参 9 g	焦白术 9 g	云茯苓 9 g	炙甘草 3 g
女贞子 9 g	旱莲草 20 g	生地黄 9 g	大蓟草 9 g
小蓟草 9 g	仙鹤草 30 g	酒黄芩 6 g	板蓝根 9 g
山紫草 9 g	玉米须 20 g	扦扦活 20 g	

【按　　语】 胡桃夹现象(nutcracker phenomenon)亦称左肾静脉压迫综合征,儿童发病分布在 4~7 岁,多发年龄见于 13~16 岁,是儿童非肾性血尿常见的原因之一,为左肾静脉汇入下腔静脉的行程中,因走行于腹主动脉和肠系膜上动脉之间形成的夹角受到挤压而引起的临床症状。产生的血尿一般是直立性血尿,多为瘦高的青少年,预后良好,成年后大多数血尿会逐渐好转。一般不主张治疗。

胡桃夹现象虽非病理性疾病,然其长期失血,积久则血虚,进而耗气,累及脾肾两虚,中医药应可针对气血两虚之证积极治疗,并积极探索减轻胡桃夹现象之方药。本案例患儿家长积极配合,坚持用药半年,在此期间,患儿未表现出体位变化的直立性血尿特点,验尿多为晨起小便,每次均见红细胞,可能是此类疾病中偏重者,在治疗中发现一现象,患儿每于外感应用抗生素后,尿中红细胞减少,应用清热解毒药效好,如板蓝根。治疗在补肾止血的基础上每于外感或外感后应用清热解毒活血之法(女贞子 9 g、旱莲草 6 g、生地黄 9 g、大蓟草 9 g、小蓟草 9 g),清热解毒取效考虑可能与血溢脉外致局部血管受损之非感染性炎症,对其有保护作用有关,有待进一步研究。另考虑长期慢性失血,可致贫血,久则气血不足,脾肾两虚,治以健脾益气、升阳养血,调补脾肾,健运脾胃寄予治疗防变于一体。再者应用和解少阳,化湿和胃的和解法疏利三焦,健运中焦,直达病所,并涵养后天以期强壮丰腴,减少局部挤压。黄芩在此取其抗炎、抗病毒、凉血、调节免疫。扦扦活又名接骨木,辛、平入肺经,有抗菌消炎、清热解毒、祛风除湿、活血止痛、通经接骨等功效,开阔了治疗思路和用药的灵活性。

【导师评语】 胡桃夹现象虽为解剖变异所致,但长期慢性失血可致气血两虚,严重影响儿童健康,西医主张手术治疗。但本病多数儿童在发育阶段可改善,故用中医中药改善血尿、消除贫血为大多数患儿及家长所接受。本案例总结用不同治则治疗本病,包括清热解毒中药的应用,积极探索最佳方药,难能可贵。此案例如能长期随访,则对中医儿科临床更具有指导意义。

遗尿(1 例)

案. 朱某,女,5 岁,2014 年 3 月 25 日初诊。

【主　　诉】 尿床。

【现 病 史】 患儿尿床,每晚 1～2 次,尿后不自知,无吐泻,纳食可,大便调,夜寐安。

【望闻切诊】 咽喉红,心音力,两肺清,腹平软。外阴红,见少许白浊物,舌偏红,苔薄白,脉小滑。

【辅助检查】 X 线片示:隐性骶椎裂。

【中医诊断】 遗尿

【证候诊断】 脾虚湿盛

【西医诊断】 遗尿

【治　　法】 健脾渗湿,清利湿热

【处　　方】 八正散加减:

车前子 9 g 　　　扁蓄草 9 g 　　　山瞿麦 9 g 　　　石苇叶 9 g

| 太子参9g | 焦白术9g | 云茯苓9g | 炙甘草3g |

14剂(日一剂,水煎2次,共取汁100 mL,分2～3次温服)

【二　诊】 2014年4月8日。睡中遗尿,每晚最多1次,纳谷馨,无吐泻,二便调,夜寐安。面色少华,舌质淡,苔薄白,两脉弱。证属脾气虚弱,再拟健脾益气,参苓白术散加减:

太子参9g	焦白术9g	白扁豆6g	苦桔梗6g
广陈皮6g	云茯苓9g	莲子肉5g	西砂仁3g
薏苡仁9g	怀山药9g	车前子9g	炙甘草3g
扁蓄草9g			

14剂,煎服法同上

【三　诊】 2014年4月22日。偶有睡中遗尿,多数能自醒,胃纳可,二便调,夜寐佳。面色转润,再以上方调理2周,病愈。

【按　语】 本案例患儿,既有尿床,又伴有尿道口略红,少许分泌物,舌质偏红,苔薄白,脉小滑。虞教授辨证为脾虚湿盛为本证,湿热稽留为标证。水液代谢,与肺、脾、肾、三焦、膀胱有着密切关系。《素问·经脉别论》云:"饮入于胃,游溢精气,上输于脾,脾气散精,上归于肺,通调水道,下输膀胱"。《医述·杂证汇参·小便》云:"遗溺,遗失也。梦中遗失,醒而后觉,童稚多有之,大人少有也。夫童稚阳气尚微,不甚约束,好动而魂游,故夜多遗失。"指出小儿稚阳尚微,约束不利,为遗尿主因。《本草思辨录》云:"金生于土,土不温者上必虚,上虚则不能制下,其头眩多涎唾者上虚也,遗尿小便数者下虚也,而皆由于中之不温也。"强调中土不温,上下皆虚,不能上输下达,失于固摄水道,则小便自遗或睡中小便自出。《灵枢·口问》有"中气不足,溲便为之变"。脾虚运化失司,湿停郁久化热,症见尿道口略红,少许分泌物,舌质偏红,脉小滑。虞教授治以健脾渗湿、兼清湿热。先用八正散为主,车前子、扁蓄草、山瞿麦、石苇叶清利下焦湿热,酌加健脾药物。《医林纂要》"车前子,功用似泽泻,但彼专去肾之邪水,此则兼去脾之积湿",此为通因通用之法。二诊症状好转,改用参苓白术散增加健脾之功,方中太子参、焦白术、白扁豆、莲子肉、怀山药益气健脾,可使"脾气散精,上输于肺,以通调水道,下输膀胱";陈皮燥湿;薏苡仁渗湿从小便而出;苦桔梗宣肺,有提壶揭盖之功;继用车前子、扁蓄草清除余热而收全功。

【导师评语】 小儿遗尿,临证多见。医者常以补肾为先,殊不知当细辨虚实。无论男女婴童,均可见湿热下注之证。本案例细察微处,以健脾渗湿兼清利之法处置,收到较好效果,可作临证参考。

鞘膜积液(1例)

案. 董某,男,2岁6个月,2014年7月15日初诊。

【主　诉】 阴囊肿大2月余。

【现病史】 家长2个月前发现患儿左侧阴囊时而肿大,时而正常,即到专科医院就诊,诊断为左侧精索鞘膜积液,并建议手术治疗。家长转来上海市中医医院。刻诊:左侧阴囊肿大,纳食可,大便调,夜寐安。

【望闻切诊】 一般好,心音力,两肺清,腹平软。左侧阴囊上部肿大,较右侧体积大1/2,舌质淡,苔薄白,指纹未及风关,色淡红。

【辅助检查】 彩超示:左侧精索鞘膜积液。

【中医诊断】 水疝

【证候诊断】 肝脾不和,湿浊下注

【西医诊断】 鞘膜积液

【治　法】 健脾渗湿,养肝通络

【处　方】 参苓白术散加减:

太子参9g	焦白术9g	白扁豆6g	苦桔梗6g
广陈皮6g	云茯苓9g	莲子肉5g	西砂仁3g
薏苡仁9g	怀山药9g	炒白芍15g	软柴胡5g
车前草20g	路路通5g	炙甘草3g	

7剂(日一剂,水煎2次,共取汁100 mL,分2~3次温服)

【二　诊】 2014年7月22日。服药后局部症状缓解,偶易反复,气温高,左侧阴囊水肿症重,纳一般,二便调,夜寐安。查体左侧阴囊肿大不显,舌质淡,苔薄白,指纹未及风关,色淡红。前方奏效,击鼓再进:上方加山楂9g,再进14剂,病未再发。调理至今,症情向愈。

【按　　语】　鞘膜积液属婴幼儿时期儿童较常见的外科疾病，婴儿期少量鞘膜积液可能在2岁以内自行消失，若2岁后未能自行消失者，西医采取手术治疗。小儿精索鞘膜积液属中医"水疝"范畴。《幼幼集成》："有肿而不痛，由中湿所致。卵虽肿而无热，腹不痛。"厥阴肝经循少腹绕阴器、络睾丸；肾为水脏，化生水液，前阴为肾所辖；太阳膀经和任脉亦经过前阴及小腹，而本病之发病部位在厥阴肝经和任脉循行之处，故与此二经关系密切，和脾肾虚弱亦有一定关系。虞教授认为，本病例患儿责之肝脾，是由于脾失健运、水湿不化、湿痰凝聚、留滞肝经、郁结不消所致。其本为脾虚失运，其标为湿邪内蕴，重浊之邪凝聚，下注阴囊而成。该患儿发病特点气温高，左侧阴囊水肿症重，考虑江南地区，临海而居，湿气偏盛，天气热时，蒸水成湿，加重湿重，患儿阴囊虽肿而无热，舌质淡，苔薄白，脉弱均是湿邪之征，无湿热之象。故治疗以健脾渗湿、养肝通络为法，以达治本截源、标本同治之功。方予参苓白术散加味。方中党参、白术、茯苓益气健脾渗湿，配伍怀山药、莲子肉健脾助运，扁豆、薏苡仁健脾渗湿，砂仁、陈皮、白芷醒脾行气，燥湿化滞，柴胡载药入肝经，并升举清阳之气。炒白芍柔肝、疏通经脉，《神农本草经》载白芍："主邪气腹痛，除血痹，破坚积，治寒热疝瘕，止痛，利小便，益气"；车前草利水渗湿，使湿邪从小便而出；路路通活血通络。如此诸药相合，使脾运得复，湿浊得下，肝经得利，清阳得升而症情向愈。

【导师评语】　男童精索鞘膜积液临证不为少见。反复发病者西医主张手术治疗，然家长考虑其年幼不耐手术，转诊中医儿科。此病病变部位当在肝脾两经。健脾渗湿、疏肝通络为主要治法，临床当根据患儿体质，病情程度，发作次数及转归辨证施治。本案例总结一型，虽仅两诊，已初见疗效，可再继续总结，以指导临床。对于久治不愈者，亦应中西医结合治疗。

五官科疾病

耳鸣(2例)

案1. 钱某,女,6岁。2013年7月30日初诊。

【主　　诉】 耳鸣时作半年余。

【现 病 史】 患儿近半年来时诉耳鸣,鸣声细缓,并伴落发增多,前往西医医院五官科诊治,未检出实质病变而未曾用药。患儿自出生起即体弱多病,长年因感冒、咳嗽、湿疹等病就医,每月均有静脉用药病史,刻诊:无其他不适,汗出较多,胃纳一般,夜寐欠安,二便尚调。

【既 往 史】 反复呼吸道感染。

【望闻切诊】 神志清楚,精神欠振,形体瘦弱,毛发少泽,面色青苍,咽部微红,双扁无殊,心音力,两肺清,全腹平软,舌质红,苔薄白,脉沉细。

【中医诊断】 耳鸣

【证候诊断】 肝肾不足

【西医诊断】 耳鸣

【治　　法】 补肾养肝

【处　　方】 六味地黄丸加减:

熟地黄6g	山茱萸9g	淮山药9g	云茯苓9g
牡丹皮9g	建泽泻9g	枸杞子9g	灵磁石9g

14剂(日一剂,水煎2次,共取汁100 mL,分2~3次温服)

【二　　诊】 2013年8月13日。服药后耳鸣得缓,落发未减,食后嗳气,胃纳一般,夜寐不安,二便尚调。舌脉同前。前法奏效,再予上方加佛手片

5g、炙内金9g,14剂,煎服法同上。

【三　诊】2013年8月27日。近一周来未诉耳鸣,落发亦减,夜寐转安,嗳气偶作,汗出仍多,口渴喜饮,二便自调。舌淡红,苔薄白,脉略沉。再拟调益:

熟地黄6g	山茱萸9g	淮山药9g	云茯苓9g
牡丹皮9g	建泽泻9g	生黄芪9g	太子参9g
煅龙骨30g	煅牡蛎30g	麻黄根9g	

14剂,煎服法同上

【四　诊】2013年9月10日。患儿诸症向愈,耳鸣已无,落发亦少,胃纳开,夜寐安,二便调,舌质淡,苔薄白,脉和平。予成药六味地黄丸以调补善后,每天3次,一次8丸,并嘱起居有节。

【按　语】《素问·阴阳应象大论》曰:"肾主耳……在窍为耳。"《灵枢·脉度》论:"肾气通于耳,肾和则耳能闻五音矣。"肾藏五脏六腑之精,先天后天之精,肾精充沛,则能上输精气于耳,耳得肾精濡养而听力敏锐。肾精不足,耳窍失养,往往导致耳聋、耳鸣,故耳与肾的关系最为密切。小儿先天不足,或后天失养,或病后失调,尤其是先天禀赋不足,可导致肾精损耗,髓海空虚,而发生耳鸣。耳与肝的关系亦非常密切。耳为肝胆经脉之所辖,肝与胆互为表里,胆经"抵头循角下耳后……支者耳后贯耳内"。肝的功能紊乱,循经上扰耳窍,亦会影响耳的功能,古贤曾言"肝胆火盛,耳内蝉鸣","肝气逆则耳聋不聪",若肝阴不足,虚火上扰,则发耳鸣耳聋。

此案例患儿乃由先天不足,反复易感,病后失调,耗伤精血,致使肝肾亏虚,耳窍失于濡养而作耳鸣。肝藏血,发为血之余。头发的营养源于血,肝血不足时头发易于脱落。肾,其华在发。头发的营养虽然来源于血,但生机根源于肾,肾精亏虚毛发容易枯槁而脱落。患儿脱发亦是肝肾精血不足的明证。肾精肝血互可转化,肝阴肾阴相互滋生,故虞教授治以六味地黄丸滋补肝肾,此取"肝肾同源"、"精血同源",治则"乙癸同调"之意。又磁石咸寒质重,功能护真阴,镇浮阳,正合治阴精亏损,无以奉养耳目所致之耳鸣、耳聋,《本草纲目》言其"色黑以入肾,故治肾家诸病,而通耳明目"。枸杞子味甘质润,善滋补肝肾之阴,《景岳全书》言其"其功则明耳目"。如此组方,药味虽简,有的放矢,药后即效。二诊时患儿耳鸣虽缓,食后嗳气,虞教授在上方基础上添佛手、鸡内金理气助运,健胃消食。三诊时患儿诸症向和,唯汗出较多,虞教授继以六味地黄丸调补肝肾,加煅龙骨、煅牡蛎、麻黄根收涩敛汗,太子参、黄芪健脾益气、补肺固表,此亦寓调后天以补先天,治脾胃以安五脏之意。

【导师评语】 小儿稚阴稚阳之体,肺、脾、肾三脏不足,既往临床,虽见肾虚之象,多为"五迟五软"之证,耳鸣少见。今以耳鸣为主诉,以肝肾不足为病机,用六味地黄调治,对临床确有指导意义。另"乙癸同源",调肝以补肾尤符医理。

案2. 郭某,女,6岁。2014年1月14日初诊。

【主　　诉】 耳鸣耳痛3月余。

【现 病 史】 近三月来患儿自觉耳鸣耳痛,疲劳及运动后症状加剧,曾往五官科诊治,因专科检查无殊而未予治疗。其后患儿仍以耳疾为苦,并觉胃脘不适,隐隐作痛,食后尤甚,故今来求中医疗治。此儿既往体弱易感,时作发热咳嗽。胃纳呆,夜寐安,二便调。

【既 往 史】 反复呼吸道感染、过敏性鼻炎。

【望闻问切】 神志清,精神可,面色欠华,咽淡红,扁无殊,心音力,两肺清,腹平软,舌质淡,苔薄白,脉软弱。

【中医诊断】 耳鸣

【证候诊断】 肺脾不足

【西医诊断】 耳鸣

【治　　法】 健脾益气,补肺固表

【处　　方】 玉屏风散加味:

绵黄芪9g	炒白术9g	北防风6g	姜半夏9g
云茯苓9g	广陈皮6g	杭白芍15g	片黄芩9g
佛手片6g	灵磁石9g	炙甘草3g	

14剂(日一剂,水煎2次,共取汁100 mL,分2～3次温服)

【二　　诊】 2014年1月28日。药后耳鸣耳痛大减,时有鼻塞喷嚏,餐后脘腹隐痛,胃纳少,夜寐安,二便调,舌质淡,苔薄白,脉濡软,前方奏效,再拟

健脾益气,四君子汤加味:

潞党参9g	炒白术9g	云茯苓9g	片黄芩9g
杭白芍15g	吴茱萸3g	辛夷花5g	香白芷5g
太子参12g	大红枣9g	京楂肉9g	炙甘草3g

14剂,煎服法同上

【三　诊】2014年2月11日。诸症已平。再拟上方加减以巩固善后:

潞党参9g	炒白术9g	云茯苓9g	片黄芩9g
杭白芍15g	吴茱萸3g	辛夷花5g	北细辛3g
太子参12g	灵磁石9g	大红枣9g	京楂肉9g
炙甘草3g			

14剂,煎服法同上

【按　　语】　中医学认为肾开窍于耳,耳病多与肾相关,此案例患儿却有所不同。她既往体弱,反复呼吸道感染,此次病发耳鸣耳痛以来,每因疲劳加剧,胃脘不适,食后作痛,其证当属脾虚气弱。盖脾主运化,成精微以充气血,脾主升清,升清阳以荣耳窍,脾气虚弱,运化不及,必荣卫气血化生乏源,清阳不升,则耳窍经脉失于濡养,则经气不行,血流不畅,发为耳鸣耳聋。又脾虚失运,饮食停滞而作腹痛。另土能生金,脾土虚弱,则肺金亦不足,故见患儿体虚多病,反复外感。虞教授初诊即予肺脾同治,予以玉屏风散加味健脾益气,补肺固表,方中配伍白芍、炙甘草和中止痛,佛手理气助运,黄芩制诸药之温,另灵磁石一味"通耳明目",为虞教授治耳病时所常用。二诊患儿证情得缓,虞教授再予四君子汤加味益气健脾补虚,方中吴茱萸、白芍、黄芩乃取戊己丸意调和肝脾,缓急止痛,以御土虚木乘,辛夷、白芷宣肺通窍对治鼻塞喷嚏,炙甘草、大枣、楂肉以和中助运。三诊时患儿诸症已平,仍守原义以调燮善后。此案例患儿耳鸣耳痛,虞教授主治以健脾益气,脾气充,脾运健,清阳升,而诸症平,警示"治病必求于本"。

【导师评语】　本案例所载小儿耳鸣耳痛一证,已除外五官科疾患,当从儿科调治。常用调补肝肾之法,然本案例从小儿脏腑功能失调、气血精皆虚角度着手另辟蹊径,肺脾同治,佐以对症之品,取得良好疗效,可为临床实践效仿。甚好!

霰粒肿(1例)

案. 张某,女,3岁,2014年2月25日初诊。

【主　　诉】 双眼眼睑局部红肿、隆起反复发作近一年。

【现 病 史】 患儿近一年来双眼眼睑局部红肿、隆起反复发作,疼痛不适,难溃难消,曾在眼科诊治,诊断为霰粒肿,行手术摘除3次,旋即又发,眼眵多现,性急易怒,口气较重。胃纳馨香,素喜荤腥炙煿之食,夜寐不宁,大便干结,隔日1行,小便自调。

【望闻切诊】 神清状可,右眼上眼睑近外眼眦睑缘局部红肿,有一隆起如赤豆粒大,疼痛拒按,唇红面赤,咽部微红,双扁无殊,心音力,两肺清,全腹平软,舌质红,舌苔少,脉细数。

【中医诊断】 胞生痰核

【证候诊断】 肺脾积热

【西医诊断】 霰粒肿

【治　　法】 清肺胃热,益气养阴

【处　　方】 麦门冬汤加味:

麦门冬9g	制半夏6g	太子参9g	白粳米6g
干芦根9g	生地黄15g	南沙参9g	北沙参9g
大红枣6g	炙甘草6g	焦山楂9g	肥知母9g

14剂(日一剂,水煎2次,共取汁100 mL,分2~3次温服)

【二　　诊】 2014年3月11日。病史同上,偶咳嗽,鼻清涕,胃纳馨,二便调,夜寐安。右眼上睑局部红赤肿胀,可触及硬结,肿痛略减,咽微红,乳蛾肿大,舌质淡,苔薄白,脉细数。证属体虚外感,先拟疏解,方用和解方加味:

潞党参9g	酒黄芩9g	广藿香9g	软柴胡6g
云茯苓9g	姜半夏6g	川厚朴6g	干芦根9g
香白芷9g	麦门冬9g	蜜前胡5g	干桔梗5g
炙甘草3g			

7剂,煎服法同上

【三　　诊】2014年3月18日。咳涕平,霰粒肿好转,胃纳馨,二便调,夜寐安。右眼下睑局部略肿,触之略硬,肿痛已无,咽微红,舌质淡,苔薄白,脉略细。前方奏效,再守原意。再用麦门冬汤加减:

南沙参9g	北沙参9g	麦门冬9g	太子参9g
干芦根9g	生地黄15g	白粳米6g	制半夏6g
大红枣6g	炙甘草3g	淡竹叶9g	炙内金9g

14剂,煎服法同上

【四　　诊】2014年4月1日。霰粒肿基本消退,胃纳馨,二便调,夜寐安。右眼下睑局部略红,无肿胀,咽微红,舌质淡,苔薄白,脉细。前方奏效,再守原意。继用原方叠进7剂以巩固,并嘱饮食起居以调燮。

【按　　语】霰粒肿,即睑板腺囊肿,是睑板腺特发性、无菌性、慢性肉芽肿性炎症,是在睑板腺排出管道阻塞和分泌物潴留的基础上而形成的睑板腺慢性炎症肉芽肿。儿童和成年人均可罹患。本案例患儿,霰粒肿数次手术仍频繁发作,观前医方药多从清泄肝火入手,苦寒药居多,病症并未控制。虞教授辨为肺脾积热,治以甘寒滋养肺胃之阴,引虚火下行,方选麦门冬汤加减。麦门冬汤出自《金匮要略》,具有滋养肺胃、降逆和中之功。霰粒肿病位在睑缘部位,按《黄帝内经》五轮学说,上、下眼睑属脾,称肉轮。肺胃主降,肺胃阴虚,虚火上逆,霰粒肿反复发作。肝脾主升,肺胃主降,而关键在于以降为通,为前提,肝脾方能升,否则降之不顺,则肝郁化火,脾清阳不升,故清降肺胃是基础,肺胃阴虚是病因。方中重用麦门冬为君,甘寒清润,既养肺胃之阴,又清肺胃虚热。人参易南、北沙参,加芦根、生地黄生津清虚热为臣,且能开胃行津以润肺,又使麦门冬滋而不腻,相反相成,制半夏和胃降逆,化痰散结,《主治秘要》亦谓半夏有"消肿散结"之功;山楂消积散结,活血散瘀,白粳米、大红枣、炙甘草调中和诸药,兼作使药。药后虚火降而霰粒肿渐收。

虞教授认为此方扶正祛邪并进,清热补益兼施,打破常规,不拘一格,而效应如神。其中深意,值得再三体味。

【导师评语】本案例为眼科疾患,除局部用药以外,尚需结合儿童体质特点予以调摄,并予以卫生宣教。本案例书写能结合经典著作,详辨眼睑分属脏腑,并从脏腑生理病理特点,选用麦门冬汤加减,说理较清楚。麦门冬汤加减,原宗《外感温热论》之意,并根据《幼幼集成》目病辨治方法。虽与一般治法不同,亦在中医理论体系之内化裁而得。

牙龈炎(1例)

案. 陈某,女,5岁。2012年10月23日初诊。

【**主　　诉**】　牙龈肿痛3天。

【**现 病 史**】　患儿近3天来,齿龈肿痛,不能进食,唇红面赤,体温不高,心烦不安,咽干口渴,夜眠欠安,大便偏干,小便色深。

【**望闻切诊**】　神志清楚,精神振作,形体瘦小,发育欠佳,颊红唇赤,牙龈红肿,咽部嫩红,心音力,两肺清,全腹平软,舌红、苔少,脉滑小数。

【**中医诊断**】　牙痛

【**证候诊断**】　胃热阴虚

【**西医诊断**】　牙龈炎

【**治　　法**】　清胃热,滋肾阴

【**处　　方**】　玉女煎加减:

熟地黄9g	生石膏^{先煎}30g	寸麦冬6g	肥知母6g
南沙参9g	北沙参9g	川牛膝6g	

　　　　　14剂(日一剂,水煎2次,共取汁100 mL,分2~3次温服)

【**二　　诊**】　2012年11月6日。患儿服上药五六剂后诸症皆平,继以养阴益气法调理善后,守上方加太子参12 g,14剂,煎服法同上。

【**按　　语**】　牙龈为阳明络脉循行之处,胃火炽盛,熏灼上升,则致牙龈肿痛。此例患儿病情正如《景岳全书》中所云:"水亏火盛,六脉浮洪滑大,少阴不足,阳明有余,烦热干渴,头痛牙疼",是为肺肾真阴不足,不能濡润于胃,胃津干枯,一受火邪则发为阳明热甚。虞教授治以清热、滋阴共进。方中石膏、知母清阳明之热,牛膝折上逆之气火,熟地黄滋不足之肾水,配合麦门冬、南沙参、北沙参养肺阴,润胃燥,如此清火壮水,虚实兼顾,五六剂即使胃火得清,肾水得补,诸症痊愈。

【**导师评语**】　牙龈肿痛,胃热为主。临床辨证,多清胃热。然本案例守景岳之法,以滋肾阴、清胃热之方,疗效显著。在整理本医案时,如能在药物排列方面更符合治则,则更完整。

其他病症

自主神经功能紊乱(1例)

案. 陈某,男,6岁。2014年2月25日初诊。

【主　　诉】 手足心及耳郭发热3月余。

【现 病 史】 患儿近3月来无明显诱因下出现手足心及耳郭发热,胃纳欠佳,大便日行1次,夜眠欠安,小便尚调。

【望闻切诊】 神清状可,形体瘦弱,咽部微红,双扁无殊,心音力,两肺清,全腹平软,舌质淡红,苔薄黄腻,脉细略数。

【中医诊断】 虚热证

【证候诊断】 肝肾不足,阴虚火旺

【西医诊断】 自主神经功能紊乱

【治　　法】 乙癸同调,滋阴泻火

【处　　方】 增液汤加味:

浙玄参9g	生地黄9g	寸麦冬9g	天花粉9g
香橼皮9g	金佛手5g	熟地黄9g	枸杞子9g
地骨皮9g	炙内金9g		

14剂(日一剂,水煎2次,共取汁100 mL,分2～3次温服)

【二　　诊】 2013年3月11日。服上药后诸症略缓,仍诉手足心及耳郭发热,程度较前已略减轻,胃纳渐增,夜眠转安,二便自调,舌质略红,苔薄黄腻,脉细数。前方奏效,再守原义:上方加肥知母9g,干芦根9g,14剂,煎服法同上。

【三　诊】 2013年3月25日。诸症向愈,胃纳佳,夜寐安,二便调,舌质淡红,苔薄白腻,脉平小数。前方奏效,击鼓再进:

浙玄参9g	生地黄9g	寸麦冬9g	天花粉9g
香橼皮9g	佛手片5g	肥知母9g	干芦根9g
生山楂9g	炙鸡内金9g	香谷芽9g	

14剂,煎服法同上

其后患儿未复诊,同年9月因感冒咳嗽再来就诊,告服前药后症情已平故未复诊。

【按　语】 吴鞠通在《温病条辨·解儿难》中提出:"小儿稚阳未充,稚阴未长者也",这个论述高度概括了小儿生理病理特点:机体柔嫩,形气未充,神气怯弱,精血不足;发病容易,传变迅速,易虚易实,易寒易热。若小儿先天肾精不足;或饮食不节,嗜食肥甘,酿痰生热,耗伤津液;或外感热病,热邪消烁真阴;或脾运不足,水谷精微化生不足,营阴枯涸;或思虑过多,悒悒不乐,肝失疏泄,郁而化火,耗伤肝阴等均可致阴伤阳亢之象。虞教授对治此类患儿,立"壮水之主,以制阳光"为大法。初诊时处方以养阴生津之增液汤加味,方中玄参苦、咸而寒,滋阴清热、壮水制火;生地黄甘、苦而寒,清热养阴、壮水生津,以增玄参滋阴清热之力;配伍甘温质润之熟地黄"滋补真阴,封填骨髓"(《药品化义》),甘平之枸杞子,"补益精气,强盛阴道"(《本草经集注》),两者相合以滋补肝肾精血,再佐以麦冬滋阴生津,天花粉"退五脏郁热"(《本草汇言》),地骨皮"解骨蒸肌热"(《珍珠囊》),香橼、佛手、鸡内金理气助运,以避养阴药滋腻碍胃,诸药相合,共奏乙癸同调,养阴生津,清热泻火之功。二诊时已见疗效,在原方基础上加知母、芦根,增强清热泻火,滋阴生津之力。如此前后三诊,滋阴与清热共进,虚实兼治,使肾水得补,虚火得清,而诸症向愈。

【导师评语】 本案例记载了小儿手足心及耳郭发热之证治,从乙癸同源角度,阐述了组方特点及配伍。小儿手足心热虽无大碍,但在临床多见,家长较为担忧。如能结合儿童生理病理特点予以调摄,实为中医儿科之特色。熟地黄一味,入心、肝、肾经,补血滋阴而养肝益肾,如再加上山茱萸同用,效果可能更佳。可在今后临床中应用验证。

头痛(2例)

案 1. 吴某,女,13 岁,2013 年 7 月 9 日初诊。

【主　　诉】　反复头痛半年余。

【现 病 史】　患儿近半年来反复头痛,以两侧太阳穴附近为显,多为胀痛,痛无定期,持续时间较短,可自行缓解,时伴头晕。曾在外院查脑电图、头部 CT 未见异常。无外伤病史。月事已下,经量较多,且不定期,经期头痛加重,纳食欠馨,二便均调,夜寐尚安。

【望闻切诊】　血压 95/60 mmHg,心音力,两肺清,腹平软,舌质淡,苔薄白,脉小弦。

【中医诊断】　头痛

【证候诊断】　肝脾不和

【西医诊断】　头痛

【治　　法】　扶土抑木

【处　　方】　小柴胡汤加减:

潞党参 9 g	软柴胡 9 g	姜半夏 6 g	川羌活 9 g
川独活 9 g	炙甘草 3 g	香藁本 9 g	川芎片 9 g
益母草 9 g	全当归 9 g	炒白芍 15 g	

7 剂(日一剂,水煎 2 次,共取汁 200 mL,分 2~3 次温服)

【二　　诊】　2013 年 7 月 16 日。药后头痛未作,偶有头晕,纳可,二便调,夜寐佳,咽微红,舌质淡,苔少,脉和。证治同前,前方奏效,再守原义。上方加枸杞子 9 g。7 剂,煎服法同上。

【三　　诊】　2013 年 7 月 23 日。药后头晕消,纳谷馨,二便调,夜寐佳。咽微红,舌质淡,苔薄白,脉和缓。前方奏效,再拟上方加香白芷 9 g,14 剂善后调理,病愈。

【按　　语】　本案例患儿头痛半年,以太阳穴为显,呈胀痛,伴头晕,脉小弦,辨证为少阳经头痛,肝气郁滞,肝阳上亢。肝为风木之脏,主疏泄,性喜条达而恶抑郁;主升主动,肝之疏泄调畅气机与情志,气为血之帅。肝脉贯膈,布胁肋,上达巅顶,肝失疏泄,经脉不畅,肝气上逆,血随于上,而发头痛。肝木克制脾土,脾虚不运则纳食欠馨。小儿生理特点肝常有余、脾常不足,两者相互影响,故临床常肝脾不和并见,治当扶土抑木。小柴胡汤和解少阳、疏肝理脾,川芎辛香走窜,是少阳经引经药,内行肝胆,外散风邪,为治上要药;川羌活、川独活、香薷本均为治头痛要药,川芎片、全当归、白芍取四物汤之意,合益母草养血调经。药后效如桴鼓,再守原义,酌加枸杞子补肾填精养血,香白芷醒脾和胃,先后天共调以收工。

【导师评语】 头痛为症,起因繁多。虽小儿头痛与成人不同,但亦需详查细辨。本案例理法方药虽符,但证候分析及类证鉴别欠详,如能除外其他疾患,或将医案资料梳理完整则更有实际意义。

【体　　会】 头为诸阳之会,是因为手足三阳经均会聚于头。人体十二经脉中,手三阳经从手走向头部。手足三阳经在头面部的循行有前额、两侧、巅顶等不同部位。前部是阳明经,后部是太阳经,两侧是少阳经,巅顶部是厥阴经。张仲景《伤寒论》中有太阳病、阳明病、少阳病、厥阴病头痛;《东垣十书》指出外感与内伤均可引起头痛,据病因和症状不同而有伤寒头痛、湿热头痛、偏头痛、真头痛、气虚头痛、血虚头痛、气血俱虚头痛、厥阴头痛、太阴头痛、少阴头痛,从而为分经用药创造了条件。《丹溪心法·头痛》总结了头痛各经的引经药:"头痛须用川芎,如不愈,加各引经药,太阳羌活,阳明白芷,少阳柴胡,太阴苍术,厥阴吴茱萸,少阴细辛也。"一直为临床所用。特别是川芎善行血中之风,祛血中之风,上达巅顶,下行血海,走而不守,并能散少阳之风,内行肝胆,外散风邪,辛香走窜,为治上要药。再者,从头痛性质亦可详查病因,外感头痛,一般发病较急,病势较剧,多表现掣痛、跳痛、胀痛、重痛、痛无休止,每因外邪所致。内伤头痛,一般起病缓慢,痛势较缓,多表现隐痛、空痛、昏痛、痛势悠悠,遇劳则剧,时作时止。按疼痛性质辨病因。掣痛、跳痛多为阳亢、火热所致;重痛多为痰湿;冷感而刺痛,为寒厥;刺痛固定,常为瘀血;痛而胀者,多为阳亢;隐痛绵绵或空痛者,多精血亏虚;痛而昏晕者,多气血不足。本案例患儿头痛半年,以太阳穴为显,呈胀痛,故辨为少阳经肝郁阳亢之证。依法用药而愈。

案 2. 胡某,男,9岁。2013年10月15日初诊。

【主　　诉】　双侧头痛2周。

【现 病 史】　患儿近2周来自觉头部两侧阵发性疼痛,时有鼻塞,涕黄黏稠,余症皆无,家长初未予重视及处理,因其病已2周尚未好转,遂来求诊,胃纳减少,夜寐欠安,二便尚调。

【既 往 史】　反复呼吸道感染。

【望闻切诊】　咽略红,蛾微肿,心音力,两肺音粗,腹平软,舌淡红,苔薄白,脉小数。

【中医诊断】　头痛

【证候诊断】　邪入少阳

【西医诊断】　上呼吸道感染

【治　　法】　和解少阳

【处　　方】　和解方加减:

软柴胡6g	酒黄芩9g	广藿香9g	川厚朴6g
潞党参10g	云茯苓10g	姜半夏9g	香白芷5g
正川芎9g	香藁本9g	粉葛根9g	生甘草3g

7剂(日一剂,水煎2次,共取汁200mL,分2~3次温服)

【二　　诊】　2013年10月22日。药后患儿头痛全消,鼻窍尚阻,涕清量少,咳嗽偶作,痰黏难咯,舌淡红,苔薄白,脉平和,前方奏效,再守原义,小柴胡汤加味以巩固后效:

软柴胡6g	酒黄芩9g	潞党参10g	姜半夏9g
香白芷5g	正川芎9g	香藁本9g	杭麦冬9g
麻黄根9g	车前草9g	粉葛根9g	炙甘草3g
鲜生姜3片	大枣5枚		

14剂,煎服法同上

【按　　语】　吴鞠通言小儿"脏腑薄,藩篱疏,易于传变;肌肤嫩,神气怯,易于感触",谓儿童的御邪能力较弱,抗病能力不强,容易被外邪所伤,且病情多变又传变迅速。"邪之所凑,其气必虚",此案例患儿既往有反复呼吸道感染史,正气不足,易于感邪。此次来诊时头痛、鼻塞涕黄已 2 周,并无其余诸症,家长虽未予处理,病情并无深入,亦未自愈,此乃正气虽虚,邪亦不甚,邪正相争,正气既不能拒邪出表,邪气亦不能传变入里,而致邪入少阳,病在半表半里之间。手三阳、足三阳经均循行于头部,故"头为诸阳之会",其中少阳经行于头两侧,此案例患儿头痛以两侧疼痛为特点,是其邪入少阳,枢机不运,经气不利所致。虞教授治以和解少阳,扶正达邪。自拟和解方仿效仲景小柴胡汤意,柴胡透泄少阳之邪,黄芩清泄少阳之热,柴胡升散,黄芩降泄,两药相须调燮三焦,疏畅气机;藿香、厚朴行气畅中,半夏和胃降逆,共助柴胡、黄芩复三焦枢机;党参、茯苓健脾益气,扶正祛邪。另佐川芎、藁本能上行头目,祛风止痛,而川芎尤长于止少阳头痛;白芷、川芎、藁本相配伍又能宣通鼻窍,治鼻塞涕黄;葛根主升脾胃清阳之气,又能发表解肌,襄助诸药共奏解邪气、补正气、利枢机之功。二诊时患儿头痛已和,尚有鼻塞涕阻,咳嗽痰黏,守法再进。加麻黄根、车前草、麦门冬止咳利痰,去藿香、厚朴,加生姜、大枣,意在补益和中以善后。

【导师评语】 小儿头痛,原因甚多。此案例为外感病案,从少阳证治取得一定疗效。然在辨头痛之时,尚需明确病位,并予类证鉴别。随着疾病谱变化,儿童疾病谱与成人渐趋相同。本案例如能除肝阳上亢或痰火内扰所致的头痛,则更加完整。

【体　　会】 头部经脉循行:前部是阳明经,后部是太阳经,两侧是少阳经,巅顶部是厥阴经。偏于两侧属少阳经,然又有少阳经脉不利、肝阳上亢和痰火内扰之别,亦当鉴别。肝阳上亢多头痛眩晕,偏于两侧,或连巅顶,烦躁易怒,怒则发病或加重,耳鸣胁痛,口干口苦,面红尿赤,舌红少苔或薄黄,脉细或弦数。痰火内扰头痛,翁藻《医钞类编》谓:"因痰火者,痰生热、热生风故也。痰火上升,壅于气道,兼乎风化,则自然有声。轻如蝉鸣,重如雷声。"常伴脑鸣,或偏头痛,胸膈满闷、呕恶,泛吐痰涎,面红耳赤,心烦躁乱,口渴便秘,舌苔黄腻,脉洪滑数。本案例患儿无肝阳上亢和痰火内扰之征,仅是少阳经脉不利,以之鉴别。

失眠(2 例)

案 1. 钱某,女,7 岁,2013 年 7 月 30 日初诊。

【主　　诉】 夜卧不安半年余。

【现 病 史】 患儿近半年来夜卧欠安，入睡难，梦话多，易落发，偶耳鸣，纳食可，二便调。

【望闻切诊】 神倦怠，面色欠华，咽微红，心音力，两肺清，腹平软。舌质淡，苔薄白，脉小弦。

【中医诊断】 不寐

【证候诊断】 肝肾不足

【西医诊断】 失眠

【治　　法】 补肾养肝

【处　　方】 六味地黄丸加减：

熟地黄9g	山茱萸9g	怀山药6g	云茯苓9g
川泽泻9g	牡丹皮6g	枸杞子9g	灵磁石9g
旱莲草9g	女贞子9g		

14剂（日一剂，水煎2次，共取汁200 mL，分2～3次温服）

【二　　诊】 2013年7月30日。药后耳鸣得缓，夜卧欠安，食后嗳气，喉中痰鸣，纳可便调。面色黄，舌质淡，舌苔少，脉沉弱。证属肝肾不足，胃气不和，再拟补肾养肝，健运和胃，上方加佛手5g、炙内金9g、仙鹤草30g，14剂，煎服法同上。

【三　　诊】 2013年8月13日。药后诸症缓，夜寐佳，渴喜饮，纳谷馨，二便调，舌质淡，苔薄白，脉和缓。脾肾不足，再拟调益。处方：六味地黄丸加煅龙骨30g、煅牡蛎30g、麻黄根9g、炙黄芪9g、太子参9g、旱莲草9g、女贞子9g，14剂善后调理，病愈。

【按　　语】 本案例患儿夜卧欠安，入睡难，梦话多，易落发，偶耳鸣，发为血之余，精血同源，耳为肾之窍，肾精亏虚，不足以养骨荣发开窍，贫瘠土地不能孕育万物，则落发、耳鸣；肾精不足，不能摄纳阳气，虚阳浮越，阳气入于阴则寐，阳气不能入于阴，则夜卧欠安，入睡难，梦话多，证属肝肾不足，治以补肾填精养肝，以六味地黄丸、二至丸、枸杞子补肾填精养肝，灵磁石益精养肾，潜纳浮阳，引虚火下行。《本草经疏》："磁石，……足少阳、少阴虚火上攻，咸以入肾，其性镇坠而下吸，则火归元……磁石能入肾，养肾脏。肾主骨，故能强骨。肾藏精，故能益精。小儿惊痫，心气怯，痰热盛也，咸能润下，重可去怯，是以主之……磁石性禀冲和,无猛悍之气,更有补肾益精之功。"如此标本共治,14剂则脱发控制、耳鸣得缓。食后嗳气,喉中痰鸣,面色黄,舌苔少,是脾不健运,胃气上逆,浊气不降,津不上承之候,再以佛手、炙内金健脾助运、理气消食、化痰和胃,仙鹤草滋补强壮补虚。用药温和,虚人之体,不过用攻伐,取效亦捷。胃不和则卧不安,胃气和,夜寐佳,纳谷馨,患儿口渴喜饮,是胃和脾运向好之兆,已有补肾益精起效在先,但患者仍有气阴不足,补先天必以后天为助,故在滋补肾阴基础上,参以太子参、黄芪补气,煅龙骨、煅牡蛎、麻黄根补肾助阳固精,病愈。

【导师评语】 小儿虽病因单纯,不寐少见。然近来独生子女家庭,"四二一"综合征渐多,娇养任性,又加先天不足,后天失调,心脾系症疾渐多。本案例以小儿失眠为例,从调补肝肾心脾入手,治疗小儿不寐取得一定疗效,可资今后临床。善!

案2. 邓某,女,5岁,2014年1月28日初诊。

【主　　诉】 入睡困难2年余。

【现 病 史】 患儿入睡困难2年余,每于睡前饮牛奶,家长有熬夜习惯,寐浅欠安,纳谷欠馨,头发易落,胃纳尚可,二便均调。

【望闻切诊】 神倦怠,心音力,两肺清,腹平软,舌质淡,苔薄白,脉细数。

【中医诊断】 不寐

【证候诊断】 肝肾不足

【西医诊断】 失眠

【治　　法】 调补肝肾

【处　　方】 六味地黄丸合二至丸加减:

熟地黄12 g	山茱萸6 g	淮山药6 g	淡泽泻6 g
牡丹皮6 g	云茯苓6 g	女贞子9 g	墨旱莲9 g
仙鹤草30 g	鸡内金9 g		

14剂(日一剂,水煎2次,共取汁100 mL,分2～3次温服)

【二　　诊】 2014年2月11日。诸症得缓,头发干枯,胃纳可,二便调,夜寐可,舌质淡,舌苔少,脉细弱。证属肝肾不足,再拟健脾补肾养血,方用八珍汤加减：

潞党参9g	炒白术9g	云茯苓9g	全当归9g
云川芎9g	白芍药9g	熟地黄9g	炙甘草9g
炙黄芪9g	旱莲草20g	鸡内金9g	

14剂，煎服法同上

【按　语】　本案例患儿5岁，入睡困难已2年，睡时亦易醒，头发易落，祖国医学认为"阳气入于阴则寐"，阳不能入于阴则入睡困难。阳盛有虚实之分，本案例头发易落，脉细数，显然是肾阴虚之征。发为肾之余，肾阴虚不能敛阳，则阳气浮越于上。阳盛则阴病，故治疗以滋补肾阴为大法，取六味地黄丸合二至丸，滋肾填精，"壮水之主，以制阳光"，阴精足，自能摄纳浮阳。二诊时入睡已如常，说明阴虚阳盛的偏失已有扭转。头发干枯，发为肾之余，亦为血之余，赖精血以滋养，治疗转为气血双补之八珍汤加味，新血不能速生，旨在补气以助生血，"有形之血不能速生，无形之气所当急顾"。纵观用药全程，未用安神镇静之品，但2年入睡难的困扰得缓，说明只要抓准病机治其本，纷杂标症则自去，临证不必惑于表象而一味对症。

【导师评语】　不寐一证，成人多见。随着疾病谱变化，儿童亦可出现。治疗不寐，虽有多种方法，辨证各不相同，但切需因人因地因时而不同。本案例根据小儿特点，从肝肾着手治疗儿童不寐，取得一定效果，值得总结。如在病案中加入健康宣教及正确生活方式的引导，则更为完善。

【体　会】　2个不寐病案，病程都偏长，皆伴有入睡难、脱发，共性病机都有肝肾不足，治疗也以补肾养肝的六味地黄丸合二至丸为主方，但两者同中有异，前者兼有胃不和则卧不安的病机，后者侧重气血两虚，故治则用药同中有异，因人不同而切中病机，丝丝入扣，临证学习虞教授辨证用药的变化无穷，受益颇深。虞教授诊治中嘱家长改掉熬夜习惯，早睡早起，睡前勿令患儿饮奶进食，空腹入眠，养成良好的生活方式。

夜啼（1例）

案．张某，女，1.5岁，2014年3月25日初诊。

【主　诉】　夜间哭闹1周。

【现 病 史】 近 1 周来夜间睡眠中惊醒哭闹,多持续半小时左右,需哄抱后方能再入睡。汗出一般,平素易感,纳食尚可,无呕吐,大便略稀,日行 1～2 次。

【望闻切诊】 形体虚胖,咽喉微红,心音力,两肺清,腹部平软,舌质淡红,舌苔薄白,指纹色淡。

【辅助检查】 尿常规:上皮细胞(＋＋),余(一)。

【中医诊断】 夜啼

【证候诊断】 肺脾不足

【西医诊断】 夜啼

【治　　法】 健脾益肺,化痰安神

【处　　方】 玉屏风散合二陈汤加减:

炙黄芪 9 g	焦白术 6 g	关防风 6 g	制半夏 3 g
广陈皮 6 g	云茯苓 6 g	佛手片 5 g	麻黄根 9 g
煅龙骨^{先煎}30 g	煅牡蛎^{先煎}30 g	炙甘草 3 g	

7 剂(日一剂,水煎 2 次,共取汁 100 mL,分 3～4 次温服)

【二　　诊】 2014 年 4 月 1 日。药后无夜间啼哭,夜寐安,纳谷馨,无吐泻,二便调,舌质淡,苔薄白,指纹淡。前方奏效,再守原意,7 剂,调理善后,嘱药后无需再诊。

【按　　语】 夜啼是小儿常见病证,多见于新生儿及婴幼儿。现代医家认为其病因多与脾寒、心热、惊恐有关。虞教授认为部分患儿与肺脾不足、痰浊扰心有关。

该患儿形体虚胖,大便稀薄为脾虚,平素易感系肺虚。肺藏魄,魄是不受内在意识支配而产生的一种能动作用表现,属于人体本能的感觉和动作,即无意识活动。如耳的听觉、目的视觉、皮肤的冷热痛痒感觉,以及躯干肢体的动作、新生儿的吸乳和啼哭等,都属于魄的范畴。《类经·脏象类》曰:"魄之为用,能动能作,痛痒由之而觉也"。魄与生俱来,为先天所获得,藏于肺。《素问·六节脏象论》"肺者,气之本,魄之处也"。《灵枢·本神》"肺藏气,气舍魄"。故气旺盛则体健魄全,魄全则感觉灵敏,耳聪目明,动作正确协调。反之,肺病则魄弱,易啼哭。脾虚则湿痰盛,脾为至阴,湿痰属阴,夜属阴,故夜间湿痰更甚,痰浊扰神,则神不安,夜间哭闹。虞教授治拟健脾益肺安神,以玉屏风散益肺固表,二陈汤温燥化湿痰,佛手辛温,《滇南本草》云"佛手消胃寒痰,和中行气",煅龙骨、煅牡蛎重镇安神。诸药合用,共奏益肺健脾,化痰安神之功。

【导师评语】 小儿夜啼,在临证中应细细查体,除中医辨证,尚应与辨病相结合。本案例整理中如能仔细记录患儿头发、前囟、牙齿萌出情况,骨骼发育状态,再结合必要检查,则可更加全面。

佝偻病(1例)

案. 万某,男,1岁,2013年3月19日初诊。

【主　　诉】 夜惊、盗汗半年余。

【现 病 史】 患儿近半年来夜卧不安,时有惊醒,哭闹不安,心烦躁扰,盗汗明显,汗出浸衣,混合喂养,维生素 D 和钙粉添加仅 1 个月,胃纳一般,大便时干时稀。

【个 人 史】 第二胎,第二产(P_2G_2),足月剖宫产,出生体重:3.1公斤。

【望闻切诊】 形体偏瘦,方颅枕秃,前囟未闭,直径 1.8 厘米,乳牙$\frac{2}{2}$十$\frac{2}{2}$已萌,肋骨外翻,心音力,两肺清,腹部平软,舌质淡红,舌苔薄白,指纹色淡。

【中医诊断】 五迟、五软

【证候诊断】 脾肾两虚

【西医诊断】 佝偻病

【治　　法】 健脾补肾

【处　　方】 佝二方加减:

菟丝子6g	制苍术3g	生黄芪9g	香谷芽9g
煅龙骨^{先煎}9g	煅牡蛎^{先煎}9g	炙甘草3g	

14剂(日一剂,水煎2次,共取汁100 mL,分2~3次温服)

【医　　嘱】 嘱合理添加辅食,补充维生素 D 和钙,多晒太阳。

【二　　诊】 2013 年 4 月 2 日。药后夜卧安,少有惊醒和哭闹,盗汗减轻,胃纳尚佳,大便成形不干,日行 1 次。望体同前。再拟上方加减,加熟地黄

9 g,继服 1 个月。嘱无需再诊。

【按　语】　佝偻病在儿科极为常见,是由于维生素 D 缺乏,致使体内钙、磷代谢失常,从而引起以骨骼生长障碍为主的全身性疾病。临床表现为多汗、齿迟、发稀等症,严重者可见鸡胸、龟背,本病主要见于婴幼儿期。佝偻病属中医"五迟"、"五软"、"夜惊"、"汗证"范畴,因先天禀赋不足,后天调养失宜,脾肾不足,骨质柔软所致;肾虚则髓海不足,精气不充,骨化不全,骨骼软弱,肌肉不实,以致坐立行走无力,头颅软化,囟门迟闭,牙齿晚出,甚至出现鸡胸、龟背等。脾虚则肝旺,肾虚则肝失涵养,肝阳上亢,阳失潜藏,以致烦躁不安、情态乖张、夜啼、多汗、夜寐不宁。虞教授治疗本病,以健脾补肾为主,精选菟丝子平补肾阴肾阳;制苍术运脾,但量不宜过大;生黄芪健脾补气固表;煅龙骨、煅牡蛎平肝潜阳,敛汗固涩;动物的贝壳入药,含大量钙成分;香谷芽、炙甘草健脾助运促进吸收。综观全方,药简力专,疗效显著。此方已作为科研成果转让,有待开发新药。

【导师评语】　维生素 D 缺乏性佝偻病近年虽已少见,但亦是影响儿童生长发育的"四病"之一。多年来,调补脾肾法治疗本病已被广泛接受。本方经多年临证验证,疗效确切,服用方便,可以推广应用。本案例如能随访则更有意义。

自闭症(1 例)

案. 刘某,男,5 岁,2013 年 2 月 19 日初诊。

【主　诉】　智力、语言发育落后,交流障碍。

【现 病 史】　家长逐渐发现患儿智力、语言发育落后,学习能力差,接受事物慢,对外反应迟钝,喜独处较孤僻,与人交流障碍,只能说简单语句,口中念念有词,但家长不知所云,常神不守舍,注意力分散,性急躁易怒,无故发脾气。最近弄舌多,汗出湿衣,食少纳呆,入睡较难,大便日行。

【望闻切诊】　表情淡漠,不能正常对答,心音力,两肺清,腹平软,舌质红,苔薄白,脉滑数。

【辅助检查】　头部 CT、脑电图未见异常。

【中医诊断】　五迟

【证候诊断】　心脾两虚,痰热内蕴

【西医诊断】　自闭症

【治　　法】　清化痰热,健脾养心

【处　　方】　黄连温胆汤加减:

川黄连9g	炒枳实9g	炒白芍15g	姜竹茹9g
广陈皮6g	云茯苓9g	酒黄芩9g	酸枣仁9g
建泽泻9g	姜半夏6g	关防风9g	煅龙骨^{先煎}30g
煅牡蛎^{先煎}30g			

14剂(日一剂,水煎2次,共取汁100mL,分2~3次温服)

【二　　诊】　2013年3月5日。服药后,患儿无弄舌,与家长交流较前好转,性急发脾气得缓,自言自语频率减少,入睡容易,汗出减少,纳食略增,大便稀薄,日行1次,舌质红,苔薄白,脉小滑。前方奏效,再拟健脾化痰开窍,以上方加减:

炒枳实9g	姜竹茹9g	广陈皮6g	云茯苓9g
酒黄芩9g	酸枣仁9g	石菖蒲9g	益智仁9g
炙内金9g	姜半夏6g	焦山楂9g	炙甘草3g

14剂,煎服法同上

【三　　诊】　2013年3月19日。药后,前症继有转好,与人交流较前容易,入睡时好时坏,智力、语言、学习能力变化不大,二便调,舌质红,苔薄白,尺脉沉弱。辨证脾肾两虚,拟健脾益肾,化痰开窍:

山茱萸9g	熟地黄9g	姜竹茹9g	云茯苓9g
酒黄芩9g	制黄精9g	石菖蒲9g	益智仁9g
补骨脂9g	姜半夏6g	焦山楂9g	炙甘草3g

14剂,煎服法同上

上方加减治疗3个月,诸症均明显改善。

【按　　语】　自闭症又称孤独症,被归类为一种由于神经系统失调导致的发育障碍,其病征包括不正常的社交能力、沟通能力、兴趣和行为模式。自闭症是一种广泛性发展障碍,以严重的、广泛的社会相互影响和沟通技能的损害以及刻板的行为、兴趣和活动为特征的精神疾病。该病辨证为祖国医学中的"呆病"、"五迟"、"五软"、"解颅"等病症范畴，乃由心肾肝脾不足、髓海不充或痰、瘀痹阻清窍所致。

本患儿初诊辨证为心脾两虚、痰热扰神。心主神志，心藏神，《素问·灵兰秘典论》曰："心者，君主之官也，神明出焉"。心主神志失常，表现为神志不宁，反应迟钝等。自闭症儿童表情淡漠，不喜交际，听而不闻，言语不利，行为怪异等表现皆因心神失养所致。阎孝忠《阎氏小儿方论》提出，"心气不足，五六岁不能言"，《素问·宣明五气》"脾藏意"；意，意念，精气所化生的情志活动之一，为脾所主。脾与思考力关系密切，主运化，主此事物与彼事物之间的关联。思维的连续，举一反三等应与此相关。脾虚生痰，痰浊上蒙心窍则表情淡漠、言语不清，喃喃自语、举止失常。

弄舌，即舌体伸缩动摇，露舌即收之象。《辨舌指南》谓："心火亢盛，肾水不能上制，所以舌往外舒，肝火助焰，风主动摇，胃热相煽，舌难有放，故舌如蛇舐，左右上下，伸缩动摇，谓之弄舌。"精辟论述弄舌病机为"肾阴虚，心火亢，肝风动，胃热煽。"性急易怒则是心肝火旺，痰热扰神之征。针对心脾两虚、痰热扰神的病机，故先治以清化痰热，健脾养心，佐以平肝。黄连温胆汤加减，初诊方清化痰热，酒黄芩、川防风清肝疏风，酸枣仁养心宁神，建泽泻利湿从小便而出。药后弄舌消，神窍略开，痰热渐清，继以健脾化痰开窍出入。

肾为先天之本，藏精生髓。脑居颅内，由髓汇集而成。《灵枢·海论》说："脑为髓之海。"若先天禀赋肾精不足，不能化髓充脑，脑神不足，元神不得滋养，而发为精神活动异常。先天禀赋不足是本病之本，标证去除，仍以治本为主，故长期治疗补肾是关键治法，重用山茱萸、制黄精、益智仁、补骨脂、熟地黄补肾填精生髓以缓图。

【导师评语】 自闭症为近年在儿科领域广受重视的心身疾患。中、西医专家均予以高度关注并采用不同的治疗。除康复治疗外，中医辨证施治亦同见报道。本案例结合古代文献学习，总结自闭症，以健脾养心、清化痰热为先，继则柔肝、健脾、补肾。此对临床治疗有一定的指导意义。

性早熟(2例)

案1. 林某,男,9岁。2013年6月25日初诊。

【主　　诉】　出现晨勃2周。

【现 病 史】　患儿近2周来出现晨勃,上唇汗毛较深,无遗精,形肥胖,唇颊红,胃纳佳,夜寐安,二便调。

【体格检查】　神清状可,形体肥胖,唇颊红赤,咽红蛾肿,心音力,两肺清,全腹平软,舌质红,苔薄白,脉弦滑。

【辅助检查】　性激素水平均在正常范围(复旦大学附属儿科医院)。

【中医诊断】　性早熟

【证候诊断】　肾阴不足,相火妄动

【西医诊断】　性早熟

【治　　法】　滋补肾阴,清泻相火

【处　　方】　知柏地黄丸化裁:

肥知母9g	关黄柏9g	生地黄9g	建泽泻9g
粉丹皮9g	云茯苓9g	广陈皮6g	制半夏9g
龙胆草2g	生甘草3g		

14剂(日一剂,水煎2次,共取汁200 mL,分2～3次温服)

【二　　诊】　2013年8月27日。服上药14剂后,患儿晨勃症状消失,未复诊,其后2月症情平稳。近一周来,无明显诱因而患儿症情反复,遂来就诊,查其苔薄白,舌质红,两脉滑。上方加墨旱莲20 g、女贞子9 g,14剂,煎服法同上。

【三　　诊】　2013年9月10日。患儿未至,家长代诊,症情缓解,无不适主诉。再予知柏地黄丸口服(每天3次,每次8丸)以巩固后效。

【按　　语】　性早熟是指儿童青春期特征提早出现的一类生长发育异常的内分泌疾病,一般国际上把男孩9岁以前,女孩8岁以前出现性发育征象,归为性早熟。现代研究认为,青春期的生理发育和性器官成熟受下丘脑—垂体—性腺轴(HPGA)的调控。青春期前,儿童的 HPGA 功能处于较低水平,当青春发育启动后,下丘脑分泌促性腺激素释放激素(GnRH)逐渐增加,刺激垂体分泌促性腺激素(Gn),即黄体生成素(LH)和促卵泡激素(FSH),从而促进卵巢和睾丸发育,分泌雌二醇(E_2)和睾酮(T),性激素水平升高致使性征呈现和性器官发育。中枢性性早熟(CPP)表现为下丘脑—垂体—性腺轴提前发动,功能亢进,导致生殖能力提前出现。中医学无"性早熟"这一病名,根据患儿临床表现,中枢性性早熟可归纳于"天癸萌发过早"范畴,以乳房发育为主者多归为"乳癖"或"乳疬"。

《素问·上古天真论》言"丈夫八岁,肾气实,发长齿更。二八肾气盛,天癸至,精气溢泻,阴阳和,故能有子。"此案例小儿年方9岁,出现晨勃,乃性征提早出现之兆。虞教授辨其证为肾水不足,阴阳失衡,阴不制阳,相火偏亢所致,治当以滋补肾阴,清泻相火,复机体阴平阳秘。方拟知柏地黄丸化裁,去其中三补之熟地黄、山茱萸、怀山药以避其滋腻填精,而更以甘寒质润之生地黄以滋肾水、清虚火。足厥阴肝经"绕阴器","主闭藏者肾也,司疏泄者肝也",儿童性早熟总与肝的疏泄功能紊乱有关,故虞教授赏用小剂量龙胆草,非为清泻肝经实火,实取其入肝经载药而行。患儿体肥胖,肥人多痰,若痰火胶结,则症情将更为复杂,故虞教授方中辅以二陈燥湿化痰,以防患于未然。此案例虞教授拟定"壮水之主以制阳光"治则,选方用药凝练,药虽简而力宏,从而使患儿阴阳平衡,疏泄有节,疾病得以痊愈。

【导师评语】 随着疾病谱变化,饮食结构改变,环境影响,儿童性早熟一证日趋多见。虽然女孩恒多,男孩亦不少见。究其病机总不离肾阴不足,相火妄动,天癸早至。自20世纪70年代末,诸家采用滋阴降火兼化痰之法治疗,取得良好疗效。本案例为男孩性早熟案例,整理完整,书写规范,体会深刻,对儿科临证有一定指导意义。

案2. 姜某,女,9岁。2014年1月28日初诊。

【主　　诉】 左侧乳房胀痛2周。

【现 病 史】 患儿近2周来左侧乳房胀痛,平素性急躁,易发怒,胃纳可,喜荤食,夜寐安,二便调。

【望闻切诊】 神志清,精神可,咽微红,扁无殊,心音力,两肺清,腹平软。

左侧乳房见隆,乳晕无色素沉着,乳腺组织无明显增生,舌质红,苔薄少,脉小弦。

【中医诊断】 乳癖

【证候诊断】 肾阴不足,相火妄动

【西医诊断】 单纯性乳房早发育

【治　　法】 先拟滋阴降火

【处　　方】 知柏地黄丸化裁:

肥知母9g	生地黄15g	云茯苓9g	宣泽泻9g
酒黄芩9g	牡丹皮9g	法半夏9g	姜竹茹9g
山慈姑3g			

14剂(日一剂,水煎2次,共取汁200 mL,分2～3次温服)

【二　　诊】 2014年2月11日。患儿未至,其母代诊,诉服上药后患儿左侧乳房胀痛立减,近1周来又作右侧乳房胀痛,再拟化痰散结,滋阴降火,二陈汤加味:

法半夏9g	云茯苓9g	广陈皮6g	生甘草3g
肥知母9g	生地黄15g	酒黄芩9g	牡丹皮9g
山慈菇9g	软柴胡5g	大白芍9g	佛手片5g

14剂,煎服法同上

【三　　诊】 2014年2月25日。患儿左侧乳房胀痛得缓,右侧乳房胀痛,舌质红,苔薄黄,根黄腻,脉小弦。证属痰火内阻,再拟清热化痰,仿黄连温胆之法:

法半夏9g	云茯苓9g	广陈皮6g	生甘草3g
姜竹茹9g	生地黄15g	酒黄芩9g	牡丹皮9g
龙胆草2g	京三棱9g	蓬莪术9g	山慈菇9g
大白芍9g	佛手片5g		

14剂,煎服法同上

【四　　诊】 2014年03月11日。双侧乳房无胀痛,检体双侧乳房未隆,乳晕无色素沉着,乳腺组织无明显增生,舌略红,苔薄白,脉小弦。前方奏效,击鼓再进:

法半夏 9 g	云茯苓 9 g	广陈皮 6 g	生甘草 3 g
姜竹茹 9 g	龙胆草 2 g	京三棱 9 g	蓬莪术 9 g
山慈菇 9 g			

14 剂,煎服法同上

后 2 个月守方加减以调理巩固,患儿症情稳定。

【按　语】　单纯性乳房早发育属中医"乳癖"范畴。《诸病源候论》云:"癖者,癖侧于两胁之间,有时而痛是也。"足阳明胃经行贯乳中,足太阴脾经,络胃上膈,布于胸中,足厥阴肝经上膈,布胸胁绕乳头而行,足少阴肾经,上贯肝膈而与乳联。故单纯性乳房早发育与肝、肾、脾、胃的失调有密切的关系。此案例小儿初诊时左侧乳房胀痛,舌红苔少,性燥易怒,虞教授辨其证属肾阴不足,相火妄动,肾为先天之本,藏真阴而寓元阳,而小儿的生理病理特点为阳常有余,阴常不足,阴阳失调则诸症遂生,治予知柏地黄丸化裁,去原方中三补之熟地黄、山茱萸、山药以避肾精过足而致天癸早至,黄柏以免苦寒伤阴,并加予生地黄配合知母滋阴降火,黄芩佐助牡丹皮、泽泻清泄相火,茯苓、半夏、竹茹、山慈菇则能化痰散结。二诊时患儿症情变化,转为右侧乳房胀痛,此乃小儿脾失健运,生湿成痰,积于乳络而发病,怪病多责之于痰,在滋阴泻火基础上,更当注重化痰散结,方予二陈汤配伍山慈菇,《本草正义》言山慈菇"能散坚消结,化痰解毒,其力颇峻",生地黄、知母、牡丹皮、黄芩清热滋阴泻火,更予柴胡、白芍、佛手条达肝气,疏木扶土以助脾运,杜绝生痰之源。三诊时患儿右侧乳房胀痛,舌质红,苔薄黄,根黄腻,脉小弦,此为痰浊内蕴,络道经脉失于通利,肝气不疏郁而化火,痰火胶结共同致病,其"火"已非阴虚内热而为肝经实火,仿黄连温胆方义以清化痰热,三诊方将柴胡易龙胆草以清泻肝经实火,增莪术、三棱以活血行气,散结止痛。此方力宏,患儿症情向和,其后击鼓再进而获全效。

【导师评语】　随着儿童疾病谱变化,感染性疾病发病率逐渐下降,内分泌及代谢性疾病有上升趋势。女童性早熟正在此例。本案例对女童性早熟之早期单纯性乳房早发育,在滋阴降火基础上,根据患儿体质及临证变化,加用化痰散结之品,取得较好疗效。本案例书写规范,心得体会紧扣主题,用词恰当,对临诊有一定指导作用。

男性青春期乳房发育(1例)

案. 童某,男,12岁。2014年4月15日初诊。

【**主　　诉**】 双侧乳房增大半年余。

【**现 病 史**】 患儿素体肥胖,嗜食肥甘,近半年来双侧乳房逐渐增大,状若女性,但无触痛,遂来就诊。胃纳佳,夜寐安,二便调。

【**望闻切诊**】 神志清,精神可,肥胖儿,咽淡红,扁无殊,两肺清,腹柔软,无压痛,舌质淡,苔薄白,脉小弦。双侧乳房肿大,类女性化,两侧对称,质感柔韧,未触及肿块,无明显触痛。

【**辅助检查**】 测骨龄:符合13岁儿童骨龄状况;性激素:睾酮(T)偏低,促黄体生成素(LH)、雌二醇(E2)均在正常范围(复旦大学附属儿科医院)。

【**中医诊断**】 乳癖

【**证候诊断**】 痰浊阻络

【**西医诊断**】 男性青春期乳房发育

【**治　　法**】 健脾化痰,清肝泻火

【**处　　方**】 二陈汤加味:

制半夏10g	云茯苓10g	广陈皮6g	龙胆草2g
山慈菇9g	粉丹皮5g	生地黄15g	肥知母9g
蓬莪术9g	生山楂9g	生甘草3g	

14剂(日一剂,水煎2次,共取汁200mL,分2~3次温服)

【**二　　诊**】 2014年4月29日。两侧乳房较前略小,质转松软,苔薄白,舌质淡,两脉滑。上方加生麦芽9g、姜竹茹9g,14剂,煎服法同上。

【**三　　诊**】 2014年5月13日。两侧乳房略小,质松软,无触痛,苔薄白,舌质淡,两脉滑。前方奏效,击鼓再进:上方去麦芽,加京三棱9g、菟丝子9g,14剂,煎服法同上。

其后该方加减调理半年余,症情向愈。

【**按　　语**】 男性青春期出现乳房增大或称男性乳房发育,一般多发生在12~16岁,14岁男孩出现乳房增大约为64%,增大的乳腺组织多不超过

3 cm,约持续 2～3 年可缩回而消失。但近年来因环境因素和饮食结构的改变,男孩乳房发育呈上升趋势,中西医儿科专科日益被受重视。中医经络学说认为足阳明胃经行贯乳中,足太阴脾经,络胃上膈,布于胸中,足厥阴肝经上膈,布胸胁绕乳头而行,足少阴肾经,上贯肝膈而与乳连,故而脾、胃、肝、肾四经的功能失调与男性乳房发育有密切关系。脾为生痰之源,此案例小儿嗜食肥甘,肥甘厚味滋腻碍胃,脾运不及则酿湿生痰,形体肥胖为其痰浊内蕴之象。痰浊源于脾胃,循经上行,阻于乳中,肝气不利,乳房经络疏利不畅,乳络痹阻,日积月累发为本病。故虞教授立健脾燥湿化痰为治则,取二陈汤为主方,配合山慈菇化痰散结,《本草新编》言"山慈菇,……可治怪病。大约怪病多起于痰,山慈菇正消痰之药,乃散毒之药也";莪术"专走肝家,破积聚恶血,疏痰食做痛"(《本草通玄》);山楂"化食积,行结气,健胃宽膈,消血痞气块"(《日用本草》);并配伍以小剂量龙胆草走肝经,载药而致病所。现代研究认为:青春期的雄烯二酮、雄酮和 E2 的比值较低,青春期雄激素和雌激素的分泌不平衡,可能是引起男性青春期乳房发育的病理基础,此案例小儿 T 偏低,LH、E2 正常,虞教授对此以菟丝子配合生地黄、知母、牡丹皮平衡肾中阴阳。如此治疗多剂,证药相合,丝丝入扣,共奏化痰散结通络,疏肝利气消痞,调燮阴阳平衡之功。

【导师评语】 "男孩乳房发育"近年发病呈上升趋势,已引起儿科医师及家长多方重视。此病如排除其他疾病,多与饮食、环境、心身因素及内分泌有关。与女童单纯乳房早发育不同,男孩乳房发育多由于痰湿之因,正如本案例所指,脏腑往往与肝、脾(胃)、肾等有关,在辨治中,除健脾化痰散结外,根据相关检测结果,适当予以温补肾阳,辨病与辨证结合,疗效可会更佳。

桥本甲状腺炎(1 例)

案. 边某,女,11 岁。2013 年 7 月 23 日初诊。

【主　诉】 颈部瘿瘤肿胀 1 年余。

【现病史】 患儿 1 年余前无明显诱因下出现颈部瘿瘤肿胀,眼突渐显,心悸不安,烦躁易怒,食多消瘦,外院确诊为桥本甲状腺炎,西医治疗 3 月后又现蛋白尿、血尿,诊断为药源性 IgA 肾病,再予西医治疗近 1 年,各项理化指标趋稳。刻诊:患儿颈部瘿肿及眼球突出明显,形体消瘦,心悸烦躁,尿常规检查已转正常,无血尿及蛋白尿,纳欠馨,寐不安,二便调。

【望闻切诊】 神志清楚,精神振作,形体消瘦,面色少华,眼球突出明显,咽扁无殊,颈部瘿瘤可及,随吞咽动作活动,心音力,两肺清,全腹平软,舌质红,舌苔少,脉细弦数。

【中医诊断】 瘿瘤

【证候诊断】 气阴不足,痰邪内阻

【西医诊断】 桥本甲状腺炎

【治　　法】 益气养阴,化痰散结

【处　　方】 六君子汤合增液汤加味:

潞党参 9 g	炒白术 9 g	云茯苓 9 g	广陈皮 6 g
法半夏 9 g	寸麦冬 9 g	生地黄 9 g	浙玄参 9 g
肥知母 9 g	制南星 3 g	淡竹茹 9 g	仙鹤草 30 g
炙甘草 3 g			

14 剂(日一剂,水煎 2 次,共取汁 200 mL,分 2～3 次温服)

【二　　诊】 2013 年 8 月 6 日。诸症得缓,颈部瘿肿范围缩小,眼球突出程度亦有所减轻,心悸烦躁略宁,纳谷渐馨,汗出较多,舌脉同前,前方奏效,再守原意,上方加生龙骨 30 g,生牡蛎 30 g,生山楂 9 g,14 剂,煎服法同上。

【三　　诊】 2013 年 8 月 27 日。颈部瘿肿及眼球突出症状均已不显,汗出略少,烦躁亦减,纳可便调,舌质淡,苔薄白,脉弦细。经治患儿症情显著改善,再拟前方化裁:

太子参 9 g	云茯苓 9 g	广陈皮 6 g	法半夏 9 g
制南星 6 g	石菖蒲 9 g	淡竹茹 9 g	炒枳实 6 g
寸麦冬 9 g	仙鹤草 30 g	生龙骨^{先煎} 30 g	生牡蛎^{先煎} 30 g
炙甘草 3 g			

14 剂,煎服法同上

【按　　语】 现代社会文明进步,健康卫生知识普及,生活方式饮食结构改变，使得疾病谱亦发生极大变化。随着含碘食盐的广泛采用，如今地方性克汀病临床罕见，但近年来，成人桥本甲状腺炎的发病渐有低龄化趋势，危害到儿童健康，逐渐引发儿科临床医师的关注。中医将本病归于"瘿病"范畴，是由于情志内伤，饮食及水土失宜，以致气滞痰凝壅结颈前，久则血行瘀滞，脉络瘀阻所引起的，以颈前喉结两旁结块肿大为主要临床特征的一类疾病。《外科选要·病有三因受病主治不同论》："似瘰疬痰注气㾦瘿瘤之属，治法不必发表攻里，只当养气血，调经脉，健脾和中，行痰开郁治之，法为最善。"虞教授临证尤重正气，认为治疗本病切忌蛮攻伤正，要在补益中行痰开郁，而求气血充足而畅行。此案例患儿经西医治疗年余，各项理化指标虽已趋稳，但其颈部肿块、眼球突出、心悸、烦躁诸临床症状未能得到有效控制，影响其正常生活、学习和社会交际。虞教授治病求本，细察病情，辨其证为气阴不足，痰邪内阻。小儿脾常不足，运化失司，水湿停聚，而生痰浊，痰浊壅阻颈部，则发瘿肿；痰气凝聚于目，则眼球突出；久病伤阴，阴精不足，失于充养，则形体消瘦，心阴亏虚，心失所养则心悸烦躁，夜眠不安。治疗着眼于健脾益气、化痰散结、养阴除烦。初诊方中用党参、茯苓、白术、半夏、陈皮健脾益气，燥湿化痰；生地黄、玄参、麦冬、知母养阴生津，清心除烦；制南星苦辛温燥，《开宝本草》谓其"下气破坚积，消痈肿"，功擅化痰散结；竹茹性凉而润，既助半夏、制南星化痰，又可监制诸药之燥，免其更伤津液，同时还能清热除烦；仙鹤草《伪药条辨》言其"治瘰疬"，《本草纲目拾遗》谓其可疗"疗肿痈疽"，虞教授用在此处即取其消痈散结之能，又用其益气敛血，强健补虚之功。诸药相合，益气补中，养阴培元，燥润相济，消补兼施，而得良效。二诊再守原意，在初诊方中加入山楂、生龙骨、生牡蛎。龙骨、牡蛎收敛止汗，兼龙骨入肝，镇惊安魄，牡蛎咸寒，化痰软坚；山楂除能化饮食，健脾胃外，又可入血分，行结气，散结消肿。三诊时患儿诸症向和，前方化裁再资巩固。

【导师评语】 桥本甲状腺炎原为内科疾病，近年来呈低龄化趋势。本案例总结能结合相关甲状腺疾病的发生及病机，突出刻诊为气阴不足，痰邪内阻，以六君子汤合增液汤为主，尤以仙鹤草一味，即可防治 IgA 肾病，又可"治瘰疬"，心得体会注意查阅文献，结合新知，行文流畅，特与嘉许。

湿疹(3 例)

案 1. 李某,女,10 岁。2013 年 7 月 2 日初诊。

【主　　诉】 两下肢湿疹 1 周。

【现 病 史】 1 周前患儿双小腿出现少量红色丘疹,搔痒,随后迅速泛化扩散,弥漫两下肢,家长自予氯雷他定(开瑞坦)口服 3 天,无效。患儿既往有湿疹、哮喘病史,此次发病诱因不明。刻诊双下肢满布红色丘疹,表面少量渗出,部分已经结痂,患儿瘙痒抓挠,胃纳尚可,夜寐欠安,二便尚调。

【既 往 史】 湿疹、哮喘。

【过 敏 史】 牛奶、部分海鲜腥物过敏史。

【望闻问切】 神清状可,面色欠华,咽扁无殊,心音力,两肺清,全腹平软,双下肢满布红色丘疹,表面少量渗出,部分已经结痂,舌质淡,苔薄白,脉小滑。

【中医诊断】 湿疮

【证候诊断】 脾虚湿盛,外泛肌肤

【西医诊断】 湿疹

【治　　法】 益气健脾,祛风渗湿

【处　　方】 六君子汤加味:

潞党参 9 g	炒白术 9 g	云茯苓 9 g	广陈皮 6 g
法半夏 9 g	地肤子 9 g	白藓皮 9 g	苦参片 6 g
车前草 20 g	全当归 9 g	关防风 9 g	生甘草 3 g

28 剂(日一剂,水煎 2 次,共取汁 200 mL,分 2～3 次温服)

【二　　诊】 2013 年 7 月 30 日。服药后双下肢皮疹大减,舌脉同前,守法仍予六君子汤加味:

潞党参 9 g	炒白术 9 g	云茯苓 9 g	广陈皮 6 g
法半夏 9 g	地肤子 9 g	白藓皮 9 g	蒲公英 9 g
车前草 20 g	炙内金 9 g	生甘草 3 g	

21 剂,煎服法同上

【三　　诊】 2013 年 8 月 20 日。双下肢皮疹隐退,湿疹症情向和,新感咳嗽时作,喉痰咯吐不畅,再拟健脾渗湿,化痰止咳:

云茯苓 9 g	广陈皮 6 g	法半夏 9 g	炙苏子 9 g
莱菔子 9 g	地骨皮 9 g	地肤子 9 g	白藓皮 9 g
车前草 20 g	全当归 9 g	生甘草 3 g	

14 剂,煎服法同上

【按　　语】 湿疹是由多种因素引起的一种具有明显渗出倾向的皮肤炎症反应,可发生于任何年龄,以过敏体质者为多。近年来儿童期湿疹发病率居高不下,与自然环境、生活条件及膳食结构的改变等诸多因素有关,更与儿童中过敏体质者比例上升密切相关。

中医称本病为湿疮、浸淫疮、粟疮、血风疮等,究其病因总离不开"湿"。虞教授辨治此案例患儿,四诊合参结合其既往"湿疹"、"哮喘"病史,此乃先天不足,后天失调,脾虚不运,水湿内停,外泛肌肤,又见其丘疹一起立刻泛发满布双下肢,瘙痒难忍,符合风邪"善行而数变"的特性,故治从健脾渗湿入手,辅以祛风止痒。

六君子汤方出《医学正传》,益气健脾、燥湿化痰,善治脾胃气虚兼痰湿证。汪昂《医方集解》评价此方:"此手足太阴、足阳明药也。人参甘温,大补元气为君;白术苦温,燥脾补气为臣;茯苓甘淡,渗湿泻热为佐;甘草甘平,和中益土为使也。气足脾运,饮食倍进,则余脏受荫,而色泽身强矣。再加陈皮以理气散逆,半夏以燥湿除痰,名曰六君,以其皆中和之品,故曰君子也。"小儿脾常不足,若饮食不节,或病后失调,损及脾运,水湿不化,聚湿成痰,此方最为对证,故为虞教授所常用。湿为阴邪,胶滞难清,方中除用半夏、陈皮燥湿行气外,再配伍车前草助茯苓甘淡渗利,导邪下行,使湿从小便而泄。地肤子甘苦而寒,清热利湿而止痒;白藓皮苦寒,清热燥湿而止痒;苦参大苦大寒,清热燥湿,祛风止痒,《滇南本草》谓其"疗皮肤瘙痒,血风癣疮"。虞教授习以此三者相配伍治疗湿疹、风疹、皮肤瘙痒诸症。

风为阳邪,善行走窜,遂见患儿皮疹泛发迅速,风盛则痒,故其皮疹瘙痒难忍,此案例之病本原为脾虚湿盛,但亦不能忽视风邪作祟,风与湿相抟,搏击于皮肤。虞教授对治以防风、当归。防风辛温,甘缓不峻,为治风通用之药,《景岳全书》言其"气味具轻,故散风邪治一身之痛……,风能胜湿,故亦去湿,除遍体湿疮。"当归辛甘而温,功善补血养血,又能活血行血。两者相配伍正依先贤所立之法"治风先治血,血生风自灭",《本草汇言》记载:"防风……与当归治血风"。

湿邪为病,最为黏滞难愈,风湿相扣,病情变化多端,如此健脾燥湿、甘淡渗湿、苦寒燥湿、养血祛风诸法并进,即使邪有出路,又无再生之弊,数剂而得病愈。

【导师评语】 本案例为儿童湿疹,儿科常见病之一。与过敏性鼻炎、哮喘等病机有共同之处。皮肤科常以局部治疗为主。本案例从儿童体质入手,复习古籍之论述,结合方药现代研究,辨病与辨证相结合。尤在心得体会师古而不泥古,说理清楚,分析较透彻。

案2. 黄某,男,10月。2013年11月2日初诊。

【主　　诉】 颜面部湿疹反复9月余。

【现 病 史】 患儿自出生1周起至今,湿疹反复发作,曾在外院就诊,予激素软膏涂抹后皮疹立能隐退,停药后旋即发作,如是往复数次。刻诊:患儿前额、两颊及唇周密布红色丘疹,瘙痒抓挠,胃纳一般,夜眠不安,二便尚调。

【个 人 史】 足月顺产,初生身高48厘米,体重2.9公斤。

【过 敏 史】 不明。

【望闻切诊】 精神振作,形体瘦小,发稀少泽,肤白薄嫩,前额、两颊及唇周密布红色丘疹,少许抓痕,未见渗出,咽部微红,喉核无肿,心音力,两肺清,全腹平软,舌质淡,苔薄白,指纹淡紫,位及风关。

【中医诊断】 湿疮

【证候诊断】 脾虚生湿,湿热内蕴

【西医诊断】 湿疹

【治　　法】 益气健脾,清热渗湿

【处　　方】 六君子汤加味:

潞党参6g	炒白术6g	云茯苓9g	制半夏6g
广陈皮6g	地龙干9g	酒黄芩9g	辛夷花9g
车前草20g	大白薇9g	地肤子9g	炙甘草3g

14剂(日一剂,水煎2次,共取汁100 mL,分2～3次温服)

【二　　诊】 2013 年 11 月 16 日。面部湿疹得减,疹色转淡,疹布转稀,患儿胃纳增,夜寐安,二便调。舌质淡,苔薄白,指纹淡紫,方及风关。证属肺脾不足,再拟健脾渗湿,补气固表,四君子汤加味:

潞党参 6 g	炒白术 6 g	云茯苓 9 g	太子参 9 g
干芦根 9 g	地龙干 9 g	酒黄芩 9 g	辛夷花 9 g
车前草 20 g	大白薇 9 g	地肤子 9 g	炙甘草 3 g

14 剂,煎服法同上

【三　　诊】 2013 年 11 月 30 日。颜面部湿疹隐退,近日纳谷欠馨,大便略溏,完谷不化。前方奏效,再守原意:

潞党参 6 g	炒白术 6 g	云茯苓 9 g	太子参 9 g
车前草 20 g	大白薇 9 g	地肤子 9 g	炙鸡内金 9 g
生山楂 9 g	炙甘草 3 g		

14 剂,煎服法同上

【按　　语】 此案例湿疹患儿素体禀赋不足,脾气虚弱,失于健运,水谷不化,生湿化热,湿热蒸郁,搏击肌肤而发为湿疹。湿为阴邪,其性重浊,困阻脾阳,脾失健运,则水湿更盛。湿性黏滞,浸淫肌肤,而致皮损缠绵难愈。故其脾虚为本,湿热为标,在疾病发生发展过程中,湿邪即是病理产物,又是致病因素。虞教授治予六君子汤、四君子汤之类以健脾化湿;车前子、芦根之属以渗湿泄热;黄芩、白薇、地肤子之流以清热燥湿;并佐地龙、辛夷之品以祛风胜湿,如此扶正固本杜绝水湿内生,利湿清热使邪有出路,标本兼顾而取得良效。

【导师评语】 小儿湿疹,与过敏性鼻炎、支气管哮喘等发病率近年来呈上升趋势。中医中药防治有独到之处。本案例以六君子汤为主,参以芦根渗湿于热下,辛夷等物祛风于热外,亦属宗叶桂之法,化裁而治,可在临床中再加验证。

案3. 周某,男,2 岁。2014 年 2 月 25 日初诊。

【主　　诉】 全身布发皮疹半年余。

【现病史】 患儿自出生后即反复发作湿疹,以颜面部为主,半年前无明显诱因下症情加剧,皮疹布发全身,丘疹、糜烂、渗液、结痂并存,瘙痒剧烈,已予口服抗过敏药配合皮疹局部涂抹糖皮质激素软膏治疗,症情未能有效控制。胃纳欠佳,夜眠欠安,二便尚调。

【既　往　史】　反复呼吸道感染。

【过　敏　史】　不明。

【望闻切诊】　神清状可,形体中等,咽部淡红,双扁无殊,心音力,两肺清,全腹平软,舌质淡,苔薄白,指纹方及风关,色淡紫。

【中医诊断】　湿疮

【证候诊断】　肺脾不足,湿浊内蕴

【西医诊断】　湿疹

【治　　　法】　健脾化湿,养血祛风

【处　　　方】　异功散加味:

潞党参9g	云茯苓9g	炒白术9g	广陈皮5g
地肤子9g	白藓皮9g	紫浮萍9g	当归身9g
酒黄芩9g	寸麦冬9g	生甘草3g	

14剂(日一剂,水煎2次,共取汁100 mL,分2～3次温服)

【二　　　诊】　2014年4月8日。服上药后患儿症情得缓,后因感邪咳嗽转服化痰止咳中药,刻诊:患儿已无咳嗽,全身散发皮疹,舌质淡,苔薄白,指纹方及风关,色淡紫。前法奏效,上方加减:

潞党参9g	云茯苓9g	炒白术9g	广陈皮5g
地肤子9g	白藓皮9g	川椒目㪉9g	当归身9g
京川芎9g	生甘草3g		

14剂,煎服法同上

其后患儿症情稳定,嘱继服氯雷他定口服液以善后。

【按　　　语】　湿疹是由多种因素引起的具有明显渗出倾向的皮肤炎症反应,皮疹多样化,红斑、丘疹、水疱、糜烂、结痂、脱屑等多形性皮损可见,发生部位可遍布全身,易反复发作,伴有剧烈瘙痒,可发生于任何年龄,以过敏体质为多。中医称本病为“湿疮”。本案例小儿自出生起即发湿疹,近半年来症情加剧,虞教授认为此乃先天不足,脾虚失运,水湿内停,外泛肌肤而致而发湿疹;而水湿内停,里结成痰,上贮于肺,又脾属土,肺属金,土生金,脾为肺之母脏,母病及子,脾虚而致肺虚,肺脾两虚,痰湿内蕴,而致患儿在湿疹发作同时伴有反复呼吸道感染,其治当以健脾化湿,养血祛风。方予异功散加味,方中党参、白术甘温益气,健脾补肺,陈皮、茯苓燥湿和胃,理气化痰;小儿纯阳之体,湿浊内蕴,易从阳化火,致湿热胶结,故配伍白藓皮、地肤子、浮萍清热祛湿止痒,《神农本草经》言浮萍"主暴热身痒,下水气",黄芩清热燥湿,椒目清热利水;邪深病久,湿郁化火,耗伤津血,则生风化燥,肤失濡养,故先后佐以麦冬、当归、川芎养血滋阴,祛风润燥,此乃"血生风自灭"之意。如此培土生金、标本兼顾、表里同治、攻补并施,而取得卓著疗效。

【导师评语】 湿疹为临床难治性疾病之一。小儿湿疹近年渐多,常与过敏性鼻炎、支气管哮喘等病关联。现在儿科专家主张将以上疾病归于一科诊治。故本案例在总结中,充分考虑其发病机制与儿童生理病理特点,从肺脾两脏入手,以健脾渗湿兼养血祛风之法,收到较好效果。然湿疹一证,常长期存在,且有反复之特点。在医案总结中,可追踪整理,更具指导意义。

系统性红斑狼疮(1例)

案. 吴某,女,10 岁,2012 年 11 月 13 日初诊。

【主　诉】 反复发热 4 个月。

【现病史】 患儿反复发热 4 个月,面部皮疹,口腔溃疡,时有眼睑浮肿,脘腹胀满,下肢斑点,在上海交通大学医学院附属新华医院住院治疗,确诊为系统性红斑狼疮、狼疮性肾炎、狼疮性脑病、胰腺损伤、真菌损伤、真菌败血症、肺部感染、肝功能损害、心肌损害、消化道出血、高血压病、浆膜腔积液、电解质紊乱、巨噬细胞活化综合征。期间抽搐 1 次,血压偏高,肝功能受损,多次感染,虽经注射用甲泼尼琥珀酸钠冲击和规范治疗,大量丙种球蛋白静脉滴注,环孢素 A 和吗替麦考酚酯口服及抗感染、降转氨酶、抑制胰腺分泌、白蛋白、调节免疫支持疗法,目前仍处于病危状态,因白细胞始终低于正常,环磷酰胺一直未应用。目前反复发热,红斑狼疮活动持续,补体低下,狼疮性肾炎未控制,24 小时尿蛋白定量达 10 g 以上,腹腔大量积液,血培养近平滑念珠菌感染,血常规白细胞、血小板持续低于正常,血淀粉酶、血脂肪酶明显增高,前 1 周患儿肺内感染,发热、咳嗽频作、咯痰黏稠,经治现热平,咳痰减轻,口腔溃疡,纳食一般,二便尚调。

【望闻切诊】 恶病质,体重23公斤,口唇、舌面见3处溃疡,较前好转,面部皮疹较前消退。无脱发,颈项软,肺部呼吸音粗,闻及痰鸣音,心律齐,心率:100次/分,心音尚有力,腹部膨隆,移动性浊音(+),肠鸣音存在。会阴部略浮肿,两下肢略浮肿,散在出血点,压之不褪色,不高出皮面,关节无肿痛,可站立行走。神经系统检查无阳性体征。舌质绛红光,舌苔少,脉细数。

【辅助检查】 血常规:WBC 3.48×109/L,N 92.5%,Hb 75 g/L,PLT 61×109/L;补体 C 30.82,C4 0.18;血总蛋白 37 g/L,白蛋白(ALb)13.7 g/L;24小时尿蛋白定量 10 523.7 mg;血清脂肪酶 5 000,血清淀粉酶738;血培养:近平滑假丝酵母菌阳性;自身抗体指标阳性;骨髓涂片:骨髓增生活跃,粒细胞与有核红细胞的比例正常,巨核细胞增生正常。胸部 HRCT:左肺上叶及两肺下叶炎症,两侧少量胸腔积液。MRCP:肝脾偏大腹水,胆囊结石,双肾皮质回声增强,腹膜后增大淋巴结。头颅 MRI:坐额颞顶部硬膜下积液,请结合临床。

【中医诊断】 蝴蝶疮

【证候诊断】 邪正相搏,气阴两伤

【西医诊断】 系统性红斑狼疮,狼疮性肾炎,狼疮性脑病,胰腺损伤,真菌损伤,真菌败血症,肺部感染,肝功能损害,心肌损害,消化道出血,高血压病,浆膜腔积液,电解质紊乱,巨噬细胞活化综合征

【治　　法】 益气养阴,扶正达邪

【处　　方】 自拟方:

生黄芪9g	太子参9g	肥知母9g	生地黄15g
赤芍药9g	牡丹皮9g	天花粉9g	大当归9g
炒黄芩9g	仙鹤草30g	苦参片9g	生甘草9g

14剂(日一剂,水煎2次,共取汁200 mL,分2~3次温服)

【二　　诊】 2012年11月27日。咳嗽、有痰仍在,口角、舌溃疡,昨起发热今热退,腹水(+),双下肢以下浮肿,舌质红,舌苔少,脉细数。尿蛋白11 g/L。治法同上,上方去太子参,加车前草20 g、玉米须20 g,14剂。

【三　　诊】2012 年 12 月 11 日。服上药期间,溃疡减轻,咳痰渐消,血白细胞上升达正常低值,环磷酰胺顺利应用,病情明显控制,但仍双下肢浮肿,舌质红,苔花剥略腻,脉细数。血中胰淀粉酶、脂肪酶高于正常,血白蛋白、总蛋白低于正常。证属阴虚内热,湿热蕴结,治以滋阴清热,清利湿热,调方如下:

肥知母 9 g	生地黄 15 g	云茯苓 9 g	牡丹皮 9 g
炒黄芩 9 g	仙鹤草 30 g	扦扦活 20 g	苦参片 9 g
车前草 20 g	玉米须 20 g		

14 剂,煎服法同上

【四　　诊】2012 年 12 月 25 日。现病情稳定,近日出院,24 小时尿蛋白定量达 3.9 g,较前明显减少,双下肢凹陷性浮肿较前明显好转,舌体和口腔溃疡已愈。舌质红,苔花剥略腻,脉细数。泼尼松 8 片,每天 1 次,口服。上方加麦冬 9 g、天花粉 9 g、枸杞子 9 g、太子参 9 g,14 剂。

【五　　诊】2013 年 1 月 8 日。病情稳定,下肢浮肿消退,纳食一般,二便尚调,舌质红,苔花剥,脉细数。调方如下:

肥知母 9 g	云茯苓 9 g	生地黄 15 g	牡丹皮 9 g
麦门冬 9 g	天花粉 9 g	枸杞子 9 g	太子参 9 g
车前草 20 g	菟丝子 9 g	怀山药 9 g	山萸萸 9 g
鸡内金 9 g	焦山楂 9 g	香稻芽 9 g	

14 剂,煎服法同上

【六　　诊】2013 年 1 月 22 日。病情稳定,已服泼尼松 4 片,每天 1 次,24 小时尿蛋白定量达 357.66 mg,较前改善,双下肢浮肿得缓,舌质淡红,苔薄白,脉沉弱,调方如下:

潞党参 6 g	云茯苓 6 g	焦白术 6 g	炙甘草 3 g
太子参 9 g	生黄芪 9 g	肥知母 9 g	扦扦活 20 g
玉米须 20 g	补骨脂 9 g	菟丝子 9 g	川续断 9 g

14 剂,煎服法同上

【按　　语】系统性红斑狼疮病程长,治疗宜分阶段施治。活动期的基本病机是阴虚内热、热毒炽盛、滋阴凉血清热解毒是常用之法,本案例接诊时多脏器损害,恶病质,神萎,溃疡不愈,血液白细胞、血小板持续低下,体虚反复呼吸道感染,虚实并见。舌质绛红光,脉细数。证属邪毒未尽,气阴两伤,治以扶正祛邪,益气养阴祛毒,扶助正气药居多,旨在扶正,顾护五脏真气以托毒。以生黄芪、太子参补元气为君,肥知母、生地黄、牡丹皮、天花粉、赤芍药养阴凉血、清虚热,大当归养血助阴,苦参强心,炒黄芩清浮游之火。后症缓浮肿明显时,以滋阴凉血清热利水为法,随着病情的好转,邪毒渐去,渐增补肾健脾扶正之品,兼以调节免疫,方中黄芩、苦参取其调节免疫、解毒之功。本案例在中医干预治疗后,通过扶助正气,方能实施环磷酰胺治疗,病情得以转机。此复杂疾病,随病情变化,药物随症变法,关键是切合病机,方能取效。

【导师评语】　系统性红斑狼疮基本病机是热毒炽盛,阴虚内热。根据发病不同阶段,亦可运用温病理论加以诊治。本案例接诊时多脏器受损,邪毒未清,气阴两亏,当先以益气养阴祛毒,后期根据治疗总则,逐步过渡益气养阴,健脾补肾之法,取得理想疗效。可在四诊基础上长期随访,加以总结,以更好指导临床。

斑秃(1例)

案. 杜某,女,6岁,2014年2月11日初诊。

【主　　诉】　脱发1月余。

【现 病 史】　患儿近1个月来脱发增多,后脑形成约1.5厘米×1.0厘米的卵圆形脱发皮损,身倦疲乏,夜寐欠安,情绪兴奋,夜难入睡,纳食欠馨,二便尚调。

【望闻切诊】　形体消瘦,发育不良,面色暗黄,头发无泽,后脑可及约1.5厘米×1.0厘米的卵圆形脱发皮损,咽淡红,心音力,两肺清,全腹平软,舌质淡,苔薄白,脉细软。

【中医诊断】　油风

【证候诊断】　肝肾不足,精血亏虚

【西医诊断】　斑秃

【治　　法】　补肾益精,柔肝养血

【处　　方】　六味地黄丸加味：

熟地黄9g	山茱萸9g	怀山药15g	粉丹皮6g
宣泽泻6g	云茯苓9g	生地黄9g	煅龙骨^{先煎}30g
煅牡蛎^{先煎}30g	夜交藤9g	片黄芩9g	炙内金9g
生山楂9g			

14剂(日一剂,水煎2次,共取汁200mL,分2～3次温服)

【二　　诊】　2014年2月25日。脱发量减少,后脑因脱发形成皮损未见扩大,胃纳略开,夜寐欠安,二便尚调。舌质淡,苔薄白,脉细软。前方奏效,再守原义,上方去黄芩,加女贞子9g,墨旱莲9g,14剂。

【三　　诊】　2014年03月11日。已无明显脱发,后脑皮损处见少量新发生长,夜寐欠安,纳谷渐馨,二便自调。再拟上方加减：

熟地黄9g	山茱萸9g	怀山药15g	粉丹皮6g
宣泽泻6g	云茯苓9g	生地黄9g	煅龙骨^{先煎}30g
煅牡蛎^{先煎}30g	夜交藤9g	炙内金9g	生山楂9g
女贞子9g	炙远志5g	酸枣仁5g	

14剂,煎服法同上

【按　　语】　斑秃,中医病名为油风,是一种突然发生的局限性斑片状的脱发性毛发病。中医的病机有气血两虚、肝肾不足、肝郁血瘀、湿热侵蚀。儿童和青少年患病也较常见。本案例患儿诱因不显,从脱发、脉细、易疲乏、头发无泽,虞教授辨证为肝肾不足、精血亏虚。肝藏血,"发为血之余",毛发的营养来源于血；肾藏精,"其华在发",故毛发的生长与脱落、润泽与枯槁,与精、血及肝肾有密切关系。若肝肾不足,精血亏虚则发失濡养而脱落；肾寄元阴元阳,肝肾阴虚,不能摄纳阳气,则阳气易浮而不固。故虞教授治以补肾益精、柔肝养血,取六味地黄丸加味。六味地黄丸系钱乙名方,方中熟地黄滋阴补肾,填精益髓,山茱萸补养肝肾,并能涩精,山药补益脾阴,并能固肾,是为"三补",配合泽泻、牡丹皮、茯苓"三泻"防"三补"之滋腻温涩,《小儿药证直诀·笺正》言本方"以为幼科补肾专药"。另配伍生地黄滋阴养血,龙骨、牡蛎养阴潜阳,益髓固精,较单纯补肾填精又多了调理阴阳平衡、固摄潜阳之功,防治于一体,起到事半功倍的作用。黄芩是治疗虚火、浮游之火的首选药物,有清热凉血之功,有苦寒坚阴的作用。二诊再佐二至丸以加强补养肝肾之功,《医方集解》言其"可益上而荣下,强阴而黑发"。又肾藏先天之精,是生命之本源,为先天之本;脾主运化水谷精微,化生气血,为后天之本。肾精须赖于脾气运化的水谷精微不断充养和培育,方能充盛。故虞教授在治疗中始终辅以山楂、鸡内金,一者以防补益肝肾药之滋腻碍胃,二者可促进脾胃生发之气,蕴补后天以资先天之意。

【导师评语】 "斑秃"一证,青壮年或青春发育期多见,除脏腑功能失调,血不养发之外,常与情志因素有关。本案例记载了用六味地黄丸、二至丸加减治疗儿童斑秃案例,肝肾同治。另情志因素在本病发生发展中亦占重要作用,需加以关注。有效的情志疏导亦是对以往中医儿科学对儿童疾病少情志因素说法的完善、纠偏和补充。如在医案记录中加上情志疏导内容,更有实际指导作用。

【体　　会】 对此案例记忆犹新的有两点:一是疗效显著,二是在诊治过程中虞教授对小患儿的心理疏导,患儿就诊时沉默寡言,抑郁不乐,心思沉重,精神压力大。虞教授循循善诱,告知患儿此病并不少见,很容易治好,给患儿极大的信心和鼓励,通过交谈,捕捉到患儿的闪光点,及时予以肯定和表扬,夸奖患儿聪明等。在繁忙的诊务中,通过10多分钟的交谈,患儿喜笑颜开,信心满满,兴高采烈地走出诊室。通过心理疏导,解除患儿的焦虑,未用疏肝解郁之品,而达情志条畅之功,激发了自身的正能量。确实吾辈应该学习和今后临证需加强关注之处。

脱发(1例)

案. 陈某,女,12岁,2012年8月14日初诊。

【主　　诉】 头发易脱落1年余。

【现 病 史】 患儿近1年来无明显诱因下脱发明显,洗发梳头尤著,由既往头发浓密变为逐渐稀少,余无不适,曾到儿童医院全面检查,未见异常,排除红斑狼疮、应用儿童洗发用品所致。今来寻求中医诊治,刻诊:头发稀疏,纳食正常,无偏食,无异嗜,二便调,寐轻浅不实。

【望闻切诊】 略显神疲,面黄无泽,头发稀薄,毛糙无泽,发色黑黄,夹有散在斑秃,如黄豆大小,心音力,两肺清,全腹平软,舌体胖,舌质淡,苔薄白,脉沉弱。

【中医诊断】 脱发

【证候诊断】 脾肾两虚,血虚风动

【西医诊断】 脱发

【治　　法】 健脾益肾,养血祛风

【处　　方】 四君子汤加减:

太子参 6 g	云茯苓 9 g	焦白术 9 g	炙甘草 3 g
枸杞子 9 g	女贞子 9 g	旱莲草 9 g	全当归 9 g
炒白芍 15 g	地肤子 9 g	潞党参 9 g	

14 剂(日一剂,水煎 2 次,共取汁 200 mL,分 2～3 次温服)

【二　　诊】 2012 年 8 月 28 日。药后头发脱落较前明显减少,头皮略痒,夜寐较前踏实,余无不适,舌体胖,舌质淡,苔薄白,脉沉弱。继以前法调理:

姜半夏 6 g	云茯苓 9 g	焦白术 9 g	炙甘草 3 g
枸杞子 9 g	女贞子 9 g	旱莲草 9 g	辛夷花 6 g
菟丝子 9 g	炒黄芩 9 g	潞党参 9 g	广陈皮 6 g
煅龙骨^{先煎}30 g	煅牡蛎^{先煎}30 g		

煅龙骨[先煎]30 g　煅牡蛎[先煎]30 g

28 剂,煎服法同上

【三　　诊】 2012 年 8 月 28 日。药后头发脱落已趋正常,未有新的斑秃和原有斑秃增大现象,枕部头发略多,可见新的毛发生长,头皮瘙痒,发质毛糙转润,纳食可,夜寐安,舌质淡,苔薄白,脉沉有力。证属脾肾虚损,精血不足。治以健脾益肾,养血填精:

熟地黄 12 g	云茯苓 9 g	焦白术 9 g	炙甘草 3 g
枸杞子 9 g	女贞子 9 g	旱莲草 9 g	山茱萸 12 g
菟丝子 9 g	炒黄芩 9 g	潞党参 9 g	广陈皮 6 g
煅龙骨[先煎]30 g	煅牡蛎[先煎]30 g		

28 剂,煎服法同上

【按　　语】　本案例女孩年仅12岁,脱发达1年,头发稀薄,毛糙无光泽,夹有散在斑秃,伴神疲,面黄无泽,舌质淡胖,苔薄白,脉沉弱,发为肾之余,靠精血濡养,肾精亏虚,一方面来自先天禀赋,更赖后天脾胃生化之源的精微时时供奉,故治疗要先后天同补,较单一治疗疗效突出;另一方面血虚生风,精血虚不能滋养毛发以固发,虚风内动,风性开泄而数变,使无根之发易拔而脱,甚则斑秃,故用当归、白芍养血,地肤子、辛夷花祛风,煅龙骨、煅牡蛎既能补肾阴,又能固摄安神。二诊时脱发减少,三诊时新发长出,发质转润,睡眠安好,头皮瘙痒考虑是新发生发所致,而非风盛之象,故三诊撤减祛风药,专于补肾健脾,调理2个月余,患儿痊愈。虞教授临证重视调理脾胃,步步以顾护脾胃为重,无论虚证还是实证,多配以调中和胃的药物。

【导师评语】　脱发一症,青少年亦不少见。临床多从肝肾入手,本案例中在此基础上酌加健脾之品,以后天养先天,可起到疗程短、起效快特点,但总结中,尚需注意情绪调摄及生理宣教,减少不良因素刺激,可能更加全面。

多形性红斑(1例)

案. 杨某,男,10岁,2014年8月5日初诊。

【主　　诉】　双下肢红斑1月余。

【现 病 史】　患儿近1月来双下肢皮肤花纹状散在红斑,曾在当地医院疑诊为过敏性紫癜,口服氯雷他定,红斑变化不明显,无瘙痒感,余无不适,食纳较佳,二便调和,夜寐安稳。

【望闻切诊】　形体略胖,咽部微红,双下肢见多处红斑,边缘不清,融合成片,略高出皮肤,压之不褪色,心音力,两肺清,全腹平软,舌质偏红点刺,舌苔薄黄,脉小滑。

【辅助检查】　血、尿常规:正常。

【中医诊断】　血风疮

【证候诊断】　风热外感

【西医诊断】　多形性红斑

【治　　法】　疏风清热,凉血散瘀

【处　　方】 自拟方加减：

肥知母 9 g	生地黄 15 g	牡丹皮 5 g	赤芍药 9 g
荆芥穗 9 g	关防风 9 g	仙鹤草 9 g	西河柳 9 g
生地榆 9 g	辛夷花 5 g		

14 剂（日一剂，水煎 2 次，共取汁 200 mL，分 2～3 次温服）

【二　　诊】 2014 年 8 月 19 日。药后红斑颜色转淡，1 周前因外感红斑色复转鲜红，无发热，纳谷馨，无吐泻，二便调，夜寐安。形体略胖，双下肢见大小不一淡红色斑点，边缘不清，压之不褪色，舌质淡，苔薄白花剥，脉有力。证属外感风邪，再拟疏风清热：

水牛角^{先煎}30 g	生地黄 15 g	牡丹皮 9 g	赤芍药 9 g
金银花 9 g	香薷本 6 g	香白芷 5 g	西河柳 9 g
全当归 9 g	川芎片 5 g	生甘草 9 g	

14 剂，煎服法同上

【三　　诊】 2014 年 8 月 31 日。两下肢皮肤红斑时隐时现，近期上呼吸道感染一次，复查血、尿常规均在正常范围，继服上方上呼吸道感染愈。双下肢见大小不一淡浅粉色瘀斑，边缘不清，压之不褪色，舌质淡，苔薄白，脉有力。前方奏效，再以上方加黄芪 9 g，仙鹤草 30 g，14 剂。

【按　　语】 多形性红斑，是一种原因不明的急性炎症性皮肤病，常伴有黏膜损害，严重时也可伴有内脏损害。中医无多形性红斑之病名。在《诸病源候论》中称为"冷疮"；《医宗金鉴》因其"形如猫眼"，故又称为"猫眼疮"；也有根据本病常发作于雁来之时，称为"雁来风"及"雁候疮"。此外还有"血风疮"、"寒疮"等。有关症状，《医宗金鉴》形象地描述为："初起形如猫眼，光彩闪烁，无脓无血，但痛痒不常，久则近胫。"病因病机方面，《诸病源候论》认为是素体血虚者"重触风寒"所致；明·《疮疡经验全书》则认为本病是由"肝经血热，脾经湿热，肺经风热"交感而成。

本案例患儿多形性红斑由外感引发并加重，虞教授认为病因是外感风热，从肌表而入，郁于肌腠，营卫失和，气血凝滞，热入血络，浮络血瘀而成。故治以清热疏解、凉血散瘀，以犀角地黄汤凉血散瘀；荆芥、防风、西河柳、辛夷解表散风，使外感之邪从表而散；仙鹤草、生地榆凉血止血。二诊病情反复，风邪善行而数变,往来不已,用香藁本、香白芷祛游风。《日华子本草》论藁本:"治病疾,并皮肤疵奸、酒齄、粉刺。"病程迁延,去荆芥、防风辛温之品,易金银花辛凉清热;增加水牛角凉血清热之功,并当归、川芎活血通络。风祛热清血静而行,故病情好转。

【导师评语】 多形红斑,儿童较为少见。文献记载多从肺、脾、肝三脏积热,发于肌腠所致。根据病情阶段不同,可用疏风清热、解毒、凉血,后期可用益气养阴、清热法。本病初起,当与紫癜相鉴别。本案例笔者查阅相关文献,对临证颇多有益,值得提倡。

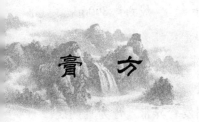

膏 方

支气管哮喘(4例)

案1.哮喘伴智力迟滞

张某,女,5岁,2012年11月8日就诊。

【现病史】 患儿自幼患哮喘性支气管炎,嗣后经常哮喘发作,每年发作5~6次,发作时喘促气急,喉中哮鸣,痰声辘辘,多用抗生素静脉滴注及西药雾化治疗,喘平后喉痰难消,多迁延月余,诸药效不显。现症稳,无咳喘,平素口涎多,智力发育落后于正常儿,食纳一般,夜眠尚安,大便夹不消化食物,日行2~3次。

【既往史】 曾患"缺氧性脑病",智力稍差。

【望闻切诊】 神情稍呆滞,反应略迟钝,面色微红,咽喉不红,心音力,两肺清,腹平软,舌质淡,苔薄润,脉沉弱。

【中医诊断】 哮喘

【证候诊断】 缓解期(肺脾肾虚)

【西医诊断】 支气管哮喘

【治　　法】 补肾填精,健脾益肺,化痰逐瘀

【处　　方】

枸杞子60 g	淮山药60 g	制黄精60 g	制首乌60 g
炙黄芪50 g	太子参100 g	云茯苓100 g	野白术50 g
炒玉竹60 g	化橘红30 g	甜杏仁100 g	浙贝母100 g
竹沥半夏100 g	麦门冬60 g	炙远志50 g	南沙参50 g

北沙参 50 g	炒白芍 60 g	白僵蚕 50 g	煅龙骨 300 g
煅牡蛎 300 g	香谷芽 100 g	山楂肉 100 g	炙甘草 50 g

另：生晒参 30 g，晶冰糖 200 g，陈黄酒 250 mL，东阿胶^{烊冲}200 g 制膏。

【按　语】　肾为先天之本，藏精生髓。"脑为髓之海"。若先天禀赋肾精不足，不能化髓充脑，脑神不足，元神不得滋养，则发育异常。肾为真阴之根，统五内之精，肺为元真之本，司百脉之气，精足则气旺，气旺则神充，如是气机得以健全，形神乃能康泰。患儿素体肺脾亦虚，肺弱皮毛失固密之机，肌理不密，易受风邪也。肺、脾、肾同施水液代谢，肺为水之上源，脾主运化水湿，肾主化气行水，肺脾肾虚，水液代谢不利，津液内停，故口涎多，凝聚成痰，痰随气动，则痰声辘辘，持久难消。今乘此冬令收藏之际，予膏滋调摄。治拟补肾填精、健脾益肺，佐以消食化积、化痰逐瘀。

案 2. 哮喘伴反复呼吸道感染

王某，男，3 岁，2013 年 12 月 3 日就诊。

【现 病 史】　有哮喘史 1 年余，易患感冒，每感即咳，鼻流清涕，重则喘促，喉中水鸡声。现时有阵咳，痰白清稀，动则汗出，汗多肢冷，手足欠温，食纳一般，夜眠尚安，大便成形。

【望闻切诊】　神清语明，反应灵敏，面色微红，咽喉不红，心音力，两肺清，腹平软，舌质淡，苔薄白，脉沉弱。

【中医诊断】　哮喘

【证候诊断】　缓解期（肺脾肾虚，痰饮内停）

【西医诊断】　支气管哮喘

【治　　法】　补肾填精，益肺固表，健脾化痰

【处　　方】

生地黄 50 g	熟地黄 50 g	炙黄芪 50 g	关防风 30 g
焦白术 50 g	五味子 30 g	天门冬 50 g	南沙参 50 g
北沙参 50 g	太子参 50 g	云茯苓 50 g	薄橘红 30 g
姜半夏 50 g	炙远志 50 g	补骨脂 50 g	淮山药 50 g
当归身 50 g	甜杏仁 50 g	川贝母 30 g	淮小麦 100 g

山楂肉 100 g　　　香谷芽 100 g　　　煅龙骨^{先煎}200 g　　　煅牡蛎^{先煎}200 g

炙甘草 50 g

另:生晒参 30 g,晶冰糖 200 g,陈黄酒 250 mL,东阿胶^{烊冲}200 g,制膏。

【按　　语】 书云脾肾乃生痰之源,肺为贮痰之器,饮自外入,痰自内生,水从阴化则为饮,从阳化则为痰,今脾胃薄弱,中都失砥柱之能,肾虚水泛,脾虚湿聚,水湿滞留,积生痰饮,日久之后,阻塞气机,遇外感引发,咳喘频作。在上肺气不降,在下肾不纳气。汗为心之液,阳为卫气,阴为营血,卫表不固,腠理疏松,卫弱营不内守,则汗液外泄,肢冷欠温。治拟补肾填精,益肺固表,健脾化痰,佐以收敛固涩。本案例膏方既有六君子汤健脾化痰,又兼玉屏风散之扶正固表。综观全貌,乃肺脾肾同调,又不失化痰之意。

案 3. 哮喘伴自汗
李某,男,5 岁,2013 年 11 月就诊。

【现 病 史】 自幼哮喘,反复发作 3 年余。形体虚胖,面色少华。平素多喷嚏,遇有烟尘异味时尤甚。少气懒言,汗出较多,动辄尤甚,常沾湿衣被,纳谷欠馨,大便时干时溏,舌质淡,苔薄白略腻,脉细。

【望闻切诊】 神清语明,反应灵敏,面色微红,咽喉不红,心音力,两肺清,腹平软,舌质淡,苔薄润,脉沉细无力。

【中医诊断】 哮喘

【证候诊断】 缓解期(肺脾肾虚,营卫失和)

【西医诊断】 支气管哮喘

【治　　法】 健脾滋肾,益肺固表,调和营卫

【处　　方】

生黄芪 200 g　　　潞党参 200 g　　　太子参 150 g　　　淮山药 150 g

云茯苓 100 g　　　白扁豆 100 g　　　广陈皮 50 g　　　姜半夏 50 g

嫩桂枝 30 g　　　炒白芍 60 g　　　大红枣 200 g　　　五味子 100 g

麦门冬 100 g　　　制黄精 100 g　　　山茱萸 100 g　　　菟丝子 100 g

枸杞子 100 g　　　淫羊藿 100 g　　　麻黄根 100 g　　　煅龙骨^{先煎}20 g

光杏仁 50 g　　　炙内金 100 g　　　川厚朴 50 g　　　煅牡蛎^{先煎}200 g

山楂肉 100 g　　　香谷芽 100 g　　　炙甘草 50 g

另：生晒参 30 g，核桃肉 300 g，晶冰糖 200 g，陈黄酒 250 mL，东阿胶^{烊冲} 200 g，制膏。

【按　　语】 小儿有哮喘病史，处于缓解期，此期是治疗哮喘的关键时期，亦是膏方发挥作用的有效时期。患儿先天禀赋不足，过敏体质，遇异味烟尘常致鼻咽作痒，喷嚏咳喘。盖肾为先天之本，故治应以补肾为大法。先天不足累及后天，脾气亦虚。脾虚生痰，痰阻于肺，外感引发，痰阻气道，肺失宣降，上逆而发为哮喘，痰浊内伏，湿困脾阳，故形体虚胖，少气懒言，食少，大便溏结不调均为脾气虚弱之象。肺虚，营卫失和，腠理开阖失司，故见动则汗出，面色少华，舌淡胖，苔薄润，脉沉细无力可为佐证，汗为心之液，过汗耗伤心营。治拟健脾滋肾，益肺固表，调和营卫。本案例膏方内含六君子汤健脾化痰，桂枝汤调和营卫，生脉散益心气补营阴，制黄精、山茱萸、菟丝子、枸杞子、淫羊藿大量补肾填精之品，麻黄根、煅龙骨、煅牡蛎收敛止汗；光杏仁、川厚朴降肺气，有平喘之功；炙内金、山楂肉、香谷芽消食助运，又防补益之品滋腻，全方共奏固本求源，肺脾肾共治，调营卫益心阴之功。

案 4. 哮喘伴遗尿

夏某，男，7 岁，2012 年 11 月就诊。

【现 病 史】 有哮喘史 5 年余。每年入秋即发，发时气短难续，严重则端坐呼吸，均需雾化吸入、静脉用药治疗 4～6 天方可缓解。患儿素多自汗，手足偏凉，夜间偶有遗尿。纳食不馨，大便溏薄，日行 1～2 次。

【望闻切诊】 神清语明，形体羸瘦，身材偏矮小，面色黄白，咽喉不红，心音力，两肺清，腹平软，舌质淡，苔薄润，脉细弱。

【中医诊断】 哮喘

【证候诊断】 缓解期（脾肾阳虚，摄纳无权）

【西医诊断】 支气管哮喘

【治　　法】 温补脾肾，摄固纳气

【处　　方】

炙黄芪 120 g　　　潞党参 100 g　　　熟地黄 100 g　　　广肉桂 15 g

山茱萸 100 g	补骨脂 100 g	菟丝子 100 g	五味子 100 g
麦门冬 100 g	盐杜仲 100 g	枸杞子 200 g	煅牡蛎 200 g
干姜片 50 g	怀山药 120 g	益智仁 100 g	苏芡实 100 g
焦白术 100 g	大红枣 200 g	西砂仁 50 g	山楂肉 100 g
香谷芽 100 g	炙甘草 50 g		

另：生晒参 30 g，蛤蚧 1 对，黑芝麻 100 g，核桃仁 150 g，晶冰糖 200 g，陈黄酒 250 mL，东阿胶^{烊冲}200 g，蜂蜜 200 g，收膏。

【按　　语】 肺为气之主，肾为气之根。入秋乃阳气渐衰阴气渐盛之时，肾虚尤甚。肾虚不能纳气于下，气逆于上则发为哮喘，而见气断难续。肾虚则一身之阳皆虚，不能鼓舞生长，不能温煦四肢肌表，不能固涩下元。故见羸瘦、矮小、汗多、手足冷、遗尿。肾阳虚衰累及脾阳，脾阳不振则运化无力，故见食欲不振、便溏。治拟温补脾肾，摄固纳气。以右归饮、理中丸、缩泉丸为主方加减，蛤蚧纳气平喘，广肉桂、菟丝子、五味子温肾阳，是在熟地黄、山茱萸、补骨脂、盐杜仲、枸杞子、怀山药填精益髓基础上，"善补阳者，必于阴中求阳，则阳得阴助而生化无穷"，是本案例膏方的特色。

反复呼吸道感染(3 例)

案 1. 小儿反复呼吸道感染
苏某，男性，3 岁，2011 年 11 月就诊。

【现 病 史】 患儿生后反复易感，感则鼻塞多涕，咳嗽时作，频发高热，1 年中患肺炎 3 次，支气管炎 2 次，上呼吸道感染 5 次，多用抗生素静脉用药方愈。半月前反复呼吸道感染，经治向愈，但汗出较多，时常浸衣，夜寐尤甚；纳谷欠馨，偏食挑食，饮水量少，大便干燥，小便短少。

【望闻切诊】 形体瘦小，面色欠华，咽喉不红，心音力，两肺清，腹平软，舌质偏红，苔少花剥，脉细软。

【中医诊断】 小儿反复呼吸道感染

【证候诊断】 肺脾两虚，表卫不固

【西医诊断】 小儿反复呼吸道感染

【治　法】　益肺固表,健脾助运,养阴增液

【处　方】

太子参 60 g	炙黄芪 100 g	野白术 60 g	生地黄 80 g
熟地黄 80 g	云茯苓 60 g	化橘红 30 g	姜半夏 60 g
黑玄参 60 g	麦门冬 90 g	山茱萸 80 g	淮山药 90 g
炙远志 60 g	枸杞子 90 g	全当归 60 g	南沙参 90 g
北沙参 90 g	蔓荆子 60 g	辛夷花 30 g	甜杏仁 80 g
浙贝母 80 g	山楂肉 90 g	大红枣 200 g	炙甘草 50 g

另:生晒参 30 g,白冰糖 200 g,陈黄酒 250 mL,东阿胶^{烊冲} 200 g,收膏。

【二　诊】　2012 年 11 月。患儿服膏方后外感次数减少,上呼吸道感染 3 次,支气管炎 1 次。自感病情较前减轻,口服用药既可控制。近半年来患儿经常胃纳不佳,伴有干呕,近患支气管炎近 1 个月,咳嗽阵发,时轻时重,白痰多,流清涕,无咽部不适,舌质淡红,苔薄白,脉细有力。证属肺脾两虚,枢机不利,痰浊中阻,再拟益肺健脾,和解少阳,化痰降浊。

【处　方】

太子参 100 g	炙黄芪 80 g	云茯苓 100 g	南沙参 100 g
北沙参 100 g	姜半夏 100 g	广陈皮 50 g	软柴胡 80 g
酒黄芩 80 g	山茱萸 50 g	淮山药 100 g	枸杞子 80 g
炙远志 30 g	甜杏仁 100 g	款冬花 80 g	炙百部 80 g
姜竹茹 50 g	浙贝母 100 g	山楂肉 100 g	香谷芽 150 g
煅牡蛎^{先煎} 300 g	炙甘草 50 g		

另:生晒参 30 g,白冰糖 200 g,陈黄酒 250 mL,东阿胶^{烊冲} 200 g,收膏。

药后随访,患儿体健能食,较少外感,诸症得平。

【按　语】　患儿素体肺脾两虚,经常感冒,多涕,纳少。经云:邪之所凑,其气必虚。由于肺气不足,皮毛不固,易为风邪侵袭,脾胃虚弱,不能消化,失其运行之权,游溢精微,不能化生气血,易痰湿内生,致脾清不升,胃浊不降,是为胃纳不馨矣。汗多伤阴,加之饮水摄入不足,致阴虚肠燥,大便干燥,小便短少。治拟益肺固表,健脾助运,养阴增液。膏方以六君子汤、玉屏风散、增液汤、六味地黄丸的三补为主方加减,配以当归、南沙参、北沙参润肺养肺胃之

阴,甜杏仁、浙贝母润肺止咳,补肺之体以助肺之用,蔓荆子、辛夷花通鼻窍。膏方服后外感次数减少,病情程度减轻,近来咳嗽阵发,时轻时重,痰多不化,不欲饮食,干呕清涕,有正邪分争的状态,病位半在表半在里,正气能抗邪但不强,邪气流连又偏盛,正邪相争,再拟益肺健脾,和解少阳,化痰降浊,以六君子汤、小柴胡汤为主方加减,山茱萸、淮山药、枸杞子补先天之本以助后天,远志、竹茹化痰降浊;款冬花、浙贝母润肺补虚。全方扶正祛邪,虚实表里同治,取效满意。

案 2. 反复呼吸道感染伴心脏杂音案
华某,男,4 岁,2012 年 12 月 15 日就诊。

【现病史】 患儿平素经常感冒、咳嗽、鼻塞流涕,喉中痰多,易感疲乏,气短懒言,纳谷欠馨,大便干硬,夜寐梦多。无心悸、胸闷。

【望闻切诊】 形体一般,面色欠华,唇甲色淡。心界正常,心率 100 次/分,心尖区收缩期杂音 2/6 级,较柔和,心律整,心音有力,双肺清,腹平软,舌质淡,苔薄白,脉沉细。

【辅助检查】 血常规:RBC 3.65×10^9/L,Hb 8 g/L,PLT 196×10^{12}/L。心脏彩超检查未见明显异常,24 小时 holter 未见异常。

【既往史】 健康。家长诉既往心脏检查未见明显异常。

【中医诊断】 小儿反复呼吸道感染,贫血

【证候诊断】 肺脾不足,气血两虚

【西医诊断】 小儿反复呼吸道感染

【治　　法】 益肺固表,健脾助运,养血宁心

【处　　方】

炙黄芪 100 g	太子参 100 g	焦白术 100 g	关防风 60 g
生地黄 100 g	熟地黄 100 g	白芍药 100 g	紫丹参 100 g
全当归 90 g	炙远志 90 g	云茯苓 100 g	化橘红 60 g
姜半夏 60 g	枸杞子 100 g	淮山药 100 g	山茱萸 100 g
麦门冬 100 g	苍耳子^{包煎} 60 g	辛夷花 60 g	甜杏仁 60 g
浙贝母 90 g	山楂肉 80 g	香谷芽 100 g	南沙参 100 g

北沙参100 g　　　大红枣200 g　　　炙甘草50 g

另：生晒参30 g，晶冰糖200 g，陈黄酒250 mL，东阿胶^{烊冲}200 g，收膏。

【二　诊】 2013年11月22日。一年之间，体质改善，偶有感冒。咳嗽有痰，痰黄黏稠，鼻塞流涕。纳食一般，大便时干，日行1次。心脏听诊未及明显杂音，双肺音清，腹部平软。舌质淡红，苔薄白润，脉细小弦。血常规：RBC 4.45×10⁹/L，Hb 12 g/L，PLT 217×10¹²/L。前方奏效，击鼓再进。拟益气健脾补肾，润肺化痰开窍。

【处　方】

太子参100 g	炙黄芪100 g	生地黄100 g	山茱萸100 g
云茯苓100 g	淮山药100 g	炙远志50 g	麦门冬100 g
焦白术100 g	姜半夏60 g	广陈皮50 g	川防风60 g
枸杞子100 g	南沙参100 g	北沙参100 g	姜竹茹30 g
浙贝母60 g	蔓荆子50 g	辛夷花30 g	海蛤壳50 g
香谷芽100 g	煅牡蛎200 g	甜杏仁100 g	大红枣200 g
炙甘草50 g			

另：生晒参30 g，晶冰糖200 g，陈黄酒250 mL，东阿胶^{烊冲}200 g，收膏。

【按　语】 经云："邪之所凑，其气必虚"。由于肺气不足，皮毛不固，易为风邪侵袭，脾胃虚弱，失其运行之权，水谷不化精微，气血生化乏源，久则疲乏，气短懒言，不能荣于四肢百骸，面色少华，唇甲色淡，舌质淡，不能养心安神，心血虚心神不宁，故夜寐梦多。水谷不化精微，转而化为痰浊，脾为生痰之源，肺为贮痰之器。外感肺伤，肺失宣降，则咳嗽痰多、鼻塞流涕。本患儿心脏杂音收缩期吹风样（2级），无传导；家长否认心脏疾病史；心脏彩超、24小时holter未见异常，故考虑轻度贫血致心脏杂音。中医诊断为小儿反复呼吸道感染，贫血。证属肺脾不足，气血两虚，卫表不固。治以益肺固表，健脾助运，养血宁心。方以玉屏风散、六君子汤、四物汤加减化裁。经治一年，患儿感冒次数减少，贫血渐愈，心脏杂音消失，二诊方中培补之力略减，去人参、熟地黄、四物汤，加姜竹茹、海蛤壳清化热痰，易橘红为陈皮，以增其健脾和胃助运之力，且减其温燥之性。共奏益气健脾补肾，润肺化痰开窍之功。

案3. 反复呼吸道感染伴发育迟缓、遗尿

江某,男,5岁,2013年11月17日就诊。

【现 病 史】 2天前发病,盖因起居不慎,感受风寒,发热最高38℃,鼻塞浊涕,咳嗽少痰。自服"感冒退热冲剂"等,曾一度热退,但停药后旋即复起。自幼反复感冒,每月1~2次,每次3~7天,发时以发热、咳嗽、鼻塞、流涕等为主,或伴有咽喉肿痛,甚则气急鼻煽,发为肺炎。常求治于西医,予抗感染、调节免疫等治疗,每可缓解,但常复发。因是早产儿,故自幼语言及行走发育均较同龄儿略迟。常恶寒喜暖,乏力,有夜间遗尿史。厌食挑食,喜进零食,大便溏薄。

【望闻切诊】 形体偏瘦,面色偏白,精神一般。咽微红,喉核正常。肋骨轻度外翻。双肺呼吸音粗,未及干湿啰音。心脏听诊正常。舌淡红,苔薄白,脉浮细。

【中医诊断】 小儿反复呼吸道感染

【证候诊断】 肾虚表弱,风热犯肺

【西医诊断】 小儿反复呼吸道感染

【治 法】 和解表里为先,佐以益气补肾

【处 方】

广藿香9g	川厚朴6g	姜半夏6g	云茯苓9g
软柴胡6g	酒黄芩6g	太子参6g	荆芥穗9g
关防风9g	补骨脂10g	辛夷花5g	炙甘草3g
香谷芽10g	焦山楂9g		

　　　　　　　　7剂(日一剂,水煎2次,共取汁100 mL,分2~3次温服)

以上处方为开路方

【二 诊】 2005年11月24日。热平,咳嗽、鼻塞、流涕缓解。仍食欲不振,神萎乏力,面白欠华,舌淡红,苔薄白,脉细弱。治以补肾温阳,填精固表。

【处 方】

太子参100g	炙黄芪100g	关防风50g	焦白术150g
软柴胡50g	炒黄芩100g	生地黄60g	山茱萸50g
淮山药100g	菟丝子100g	益智仁100g	南沙参100g

北沙参 100 g	云茯苓 100 g	枸杞子 50 g	煅牡蛎 200 g
补骨脂 100 g	麦门冬 100 g	炒远志 50 g	吴茱萸 30 g
乌梅肉 100 g	麻黄根 100 g	焦山楂 100 g	香谷芽 100 g
大红枣 200 g	炙甘草 100 g		

另：生晒参 30 g，晶冰糖 200 g，陈黄酒 250 mL，东阿胶^{烊冲}200 g，收膏。

药后随访半年，自汗较前减轻，未再感邪，遗尿未发。精神转佳，面色红润，纳谷如常，夜寐安，二便调。舌淡红，苔薄白，脉有力。

【按　语】 小儿反复呼吸道感染多因正气不足，卫外不固，造成屡感外邪，邪毒久恋，稍愈又作，往复不已。本患儿有比较典型的肾虚表现。肾为先天之本，元阴元阳为生命之根。小儿稚阴稚阳之体，肾气未盛，气血未充，卫外能力不固，早产儿先天不足，更易受外邪侵袭。肾气不足，生长发育和抗病能力亦受到影响。肾气不足，命火不足，下元虚寒，不能约束水道则遗尿。根据患儿肾虚骨弱特点，膏方以补肾填精、益气固表为治则，方选补肾固表方加减，内涵六味地黄汤补益先天不足，兼玉屏风散扶正固表，小柴胡汤扶正祛邪；菟丝子、益智仁、枸杞子补肾温阳填精固其本源，麻黄根、乌梅为使，酸涩，性平，善敛肺止咳，治肺虚久咳。全方补肾固表，健脾益气，扶正祛邪兼顾。

本患儿初期适值外感，故先用煎剂祛除外邪，治则用药虑及虚人之体外感，以疏散解表，扶正祛邪为指导原则，取和解方加减，方宗小柴胡汤之意，扶正达邪，方中柴胡透解邪热，疏达经气；黄芩清泻邪热。柴胡和黄芩善清半表半里之邪热，柴胡之升散，得黄芩之清泄，和解驱邪，相得益彰。太子参健脾安中，扶正达邪；茯苓、半夏健脾燥湿，化痰止咳；荆芥、防风疏风散邪而解表；辛夷通鼻窍；补骨脂补肾纳气归原。全方寒温并用，酸甘化阴，辛甘助阳，共奏调理之功。

小儿厌食（3例）

案 1. 钱某，女性，4 岁，2000 年 10 月 26 日就诊。

【现 病 史】 自 1 年前入幼儿园起，日渐食欲不振，每逢正餐主食不足半碗，喜荤厌素，嗜食膨化食品。体重增长较缓，偶有呕吐，大便溏薄，日行 2 次。

【望闻切诊】 精神一般，形体偏瘦，面色欠华，喉核无红肿，心音力，两肺清,腹部平软,舌质淡红,苔白略腻,两脉细弱。

【中医诊断】 厌食

【证候诊断】 脾失健运

【西医诊断】 小儿厌食

【治　　法】 健脾助运,理气和胃

【处　　方】

炙黄芪 50 g	太子参 120 g	云茯苓 100 g	焦白术 90 g
姜半夏 60 g	广陈皮 90 g	炒枳实 100 g	炒山药 90 g
软柴胡 60 g	炒白芍 120 g	广藿香 90 g	香佩兰 60 g
制黄精 60 g	姜竹茹 60 g	香玉竹 60 g	炙内金 60 g
生山楂 90 g	炙甘草 50 g		

另:生晒参 30 g,饴糖 250 g,陈黄酒 250 mL,东阿胶^{烊冲}200 g,收膏。

【按　　语】 小儿"脾常不足",其脾胃之体成而未全,消化功能全而不健。或因先天不足、脾胃薄弱,或因后天喂养不当,饮食不节,情志伤脾或他病累及脾胃,肥甘厚味不易纳化,膨化食品其性燥烈,均无益于脾胃,脾胃之气受伤,脾气失于健运,可致小儿厌食。饮食不化可见便溏、食欲不振,胃气失和则见呕吐。气血生化乏源,则见形瘦、面色少华。证属脾失健运,治拟健脾助运,理气和胃。取六君子汤为主方,白晒参、太子参、炙黄芪、白术、茯苓、炙甘草健脾益气;山药、制黄精健脾补肾,补先天以助后天;半夏、陈皮燥湿理气;枳实理气消积使补而不滞;配伍炙内金、山楂消食助运开胃,"脾健不在补而贵在运";更配伍藿香、佩兰芳香醒脾助运;软柴胡、炒白芍疏肝养血,防土虚木乘;玉竹养胃体;姜竹茹降胃气止呕,全方共奏健中土助运化,消食理气和胃之功。

案 2. 黄某,男,5 岁,1999 年 11 月 20 日就诊。

【现 病 史】 挑食、厌食半年,曾服用益气健脾中药,疗效欠佳。喜食川、湘菜。现食欲不佳,纳呆,口气较重,手足心热,口干渴喜冷饮,大便干结难解,2～3 日 1 行,小便黄。

【望闻切诊】 精神尚好,形体偏瘦,面色萎黄,喉核无红肿,心音力,两肺清,腹部平软,舌质偏红,苔少花剥,脉细略数。

【中医诊断】 厌食

【证候诊断】 胃阴不足

【西医诊断】 小儿厌食

【治　　法】 养阴生津,健胃消食

【处　　方】

太子参 120 g	浙玄参 100 g	生地黄 120 g	麦门冬 90 g
云茯苓 90 g	焦白术 90 g	川石斛 90 g	炒玉竹 90 g
淮山药 90 g	乌梅肉 60 g	火麻仁 100 g	全瓜蒌 60 g
鸡内金 60 g	生山楂 100 g	炒麦芽 90 g	南沙参 90 g
北沙参 90 g	黑芝麻 100 g	大红枣 200 g	炙甘草 50 g

另：生晒参 30 g,饴糖 250 g,蜂蜜 200 g,陈黄酒 250 mL,东阿胶^{烊冲}200 g,收膏。

【按　　语】 患儿饮食偏嗜辛辣炙煿之品,极易化热助火,故见口气重、渴喜冷饮。热邪灼津耗液,胃阴耗伤,胃喜润而恶燥,胃阴不足,受纳失职,无以腐熟饮食,化生精微,故而不喜纳食,胃阴耗伤,津液不能上承于口而常感口渴;肠道失于濡润故见大便干结。阴虚不能制火,虚火上炎,而现手足心热,苔少花剥。治拟养阴生津、健胃消食,佐以润肠通便。方以增液汤、沙参麦冬汤,川石斛养胃阴,增液润燥,乌梅肉酸干化阴,火麻仁、全瓜蒌、黑芝麻润肠通便,四君子汤、淮山药益气健脾,鸡内金、生山楂、炒麦芽消食开胃。全方共奏养胃生津,健胃消食助运。清补而不滋腻,胃阴足则胃开纳增。

案 3. 杨某,女,7 岁,2002 年 11 月 16 日就诊。

【现 病 史】 患儿自幼体弱,平素食少,见食不贪,不喜饮水。瘰疬汗多。常感腹部胀满,呃逆偶作。时有外感,常见鼻塞、咳嗽,近日稍安。夜眠不宁,大便偏软,夹有不消化物,日行 1～2 次。

【望闻切诊】 精神一般,形体偏瘦,面色少华,少气懒言,山根青筋,喉核无红肿,心音力,两肺清,腹部平软,舌质淡红,苔薄白润,脉沉细软。

【中医诊断】 厌食

【证候诊断】 脾胃气虚

【西医诊断】 小儿厌食

【治　　法】 健脾益气,化湿助运

【处　　方】

太子参120 g	潞党参100 g	焦白术90 g	云茯苓90 g
淮山药100 g	炒扁豆90 g	莲子肉100 g	苏芡实150 g
广陈皮60 g	苦桔梗50 g	西砂仁30 g	炒苡仁150 g
广木香90 g	生山楂100 g	炒谷芽100 g	炒麦芽100 g
鸡内金90 g	大红枣200 g	炙甘草60 g	

另:生晒参30 g,蜂蜜200 g,晶冰糖200 g,陈黄酒250 mL,东阿胶^{烊冲}200 g,收膏。

【按　　语】 素体脾胃不足,脾气不健失于运化水谷,而见食少、厌食;胃气不足失于受纳腐熟,而见腹胀、大便不消化样、呃逆。水谷精微失养,而见形瘦、面黄。水液不能正常输布而见不喜饮水。脾为后天之本,脾胃薄弱,气血生化乏源,则脏腑失于充养,又土为金母,母病及子,脾病及肺,而致肺气不足,卫外失固,汗出异常,反复外感。证属脾胃气虚,治拟健脾益气、助运醒胃、培土生金。方拟参苓白术散为主方健脾益气,同时兼顾保肺,培土生金,肺脾同治,"百病以胃气为本",故治重在脾,虞教授将生晒参、潞党参、太子参三参同用,健脾益气之力强;以芡实补肾助脾实大便;炒薏苡仁健脾渗湿;陈皮、木香行气醒脾,同时补运兼施;以生山楂、炒谷芽、炒麦芽、鸡内金消食开胃。全方以补为主,兼以助运消食,共奏健脾益气,助运醒胃之功。

自主神经功能紊乱(3例)

案1. 汗证之气阴虚弱

朱某,女性,4岁6个月,2002年11月21日就诊。

【现 病 史】 自幼多汗,不分昼夜寤寐,汗出淋漓,头发衣被均可湿透。面色欠华,倦怠乏力。食欲不振,大便夹有完谷。

【望闻切诊】 神志清楚,精神欠振,面色少华,咽部嫩红,喉核无肿,心音力,两肺清,全腹平软,舌质淡,舌尖红,苔白略腻,脉细略弦。

【中医诊断】	汗证
【证候诊断】	气阴虚弱
【西医诊断】	自主神经功能紊乱
【治　法】	益气滋阴,调和营卫,收敛固摄
【处　方】	玉屏风散合生脉散合桂枝汤加味:

炙黄芪 100 g	制白术 80 g	京防风 60 g	炒党参 80 g
太子参 80 g	寸麦冬 80 g	五味子 60 g	嫩桂枝 20 g
炒白芍 60 g	大红枣 100 g	生姜片 20 g	炙甘草 60 g
麻黄根 60 g	煅牡蛎 200 g	浮小麦 120 g	仙鹤草 150 g
黑芝麻 100 g	核桃仁 150 g		

另:生晒参 30 g,白沙蜜 200 g,晶冰糖 100 g,陈阿胶^{烊冲}200 g,陈黄酒 200 g,收膏。

【按　语】　此案例小儿乃先天不足,气阴虚弱,肺气虚弱则表卫不固,腠理疏松,卫气不能固外,营阴不能内守,津液无以自敛而寐寤汗出;汗出日久,阴液耗伤,气随液脱,气虚益甚,久之气阴两亏;脾气虚弱,运化失职,水谷精微无从生化输布而致气阴愈虚;治拟益气滋阴、调和营卫、收敛固摄,方以玉屏风散合生脉散合桂枝汤为主方加味,玉屏风益肺脾之气,固肌表之虚;生脉散益气养阴,方中党参、太子参、生晒参同用,亦为气阴双补故而;桂枝汤调和营卫,使卫阳能固密,营阴不外泄;再配伍浮小麦、煅牡蛎、麻黄根收敛固涩,仙鹤草、黑芝麻、核桃仁、阿胶、蜂蜜补虚固元。如此配伍,使元气得补,腠理固密,精血得充,气阴得复,阴平阳秘,营卫调和而汗液自收。

案 2. 汗证伴不寐

廖某,男性,6 岁 8 个月,1998 年 12 月 7 日就诊。

【现 病 史】　夜眠汗多,沾湿衣被。半年前曾患支气管肺炎,已愈。常感口干欲饮,急躁易怒。食欲不振,形瘦,夜寐不宁,多梦易惊,醒后心悸,汗出更著。大便干结。

【望闻切诊】　神志清楚,精神欠振,形体消瘦,面色带苍,咽部略红,喉核无肿,心音力,两肺清,全腹平软,舌体瘦薄,舌质红,苔薄少,中花剥,脉细弦。

【中医诊断】 汗证,不寐

【证候诊断】 阴虚火旺,心血不足

【西医诊断】 自主神经功能紊乱

【治　　法】 滋阴降火,补血养心

【处　　方】 增液汤加味:

生地黄 100 g	黑玄参 90 g	寸麦冬 100 g	北沙参 60 g
川石斛 60 g	全当归 60 g	酸枣仁 60 g	五味子 60 g
合欢皮 150 g	首乌藤 150 g	瘪桃干 60 g	浮小麦 150 g
煅龙骨 150 g	煅牡蛎 150 g	嫩桂枝 50 g	炒白芍 120 g
香谷芽 90 g	炒麦芽 90 g	火麻仁 60 g	炙甘草 100 g
黑芝麻 100 g	核桃仁 100 g		

另:生晒参 30 g,大红枣 200 g,白沙蜜 200 g,晶冰糖 100 g,陈阿胶^{烊冲} 100 g,陈黄酒 100 g,收膏。

【按　　语】 此案例小儿肺炎愈后而见盗汗、不寐,证属热病已愈,营阴耗伤。阴津不能上承于口而见口干欲饮,不能濡润肠道而大便干结,阴虚火旺而见急躁易怒,阴液不能内守而外溢则发为盗汗。心血由营阴所化,营阴耗伤,而心血乏源;又汗血同源,汗液外泄日久更伤阴血,阴血匮乏,心失所养,则见多梦、心悸。治拟滋阴降火、补血养心。方予增液汤养阴清热,壮水制火,对治热病阴伤之证,并配伍北沙参、石斛增益其功效;再以阿胶、当归、枣仁、五味子、合欢皮、首乌藤、大枣补血养心,宁心安神;瘪桃干、浮小麦、煅龙牡收敛止汗;桂枝、白芍调和营卫,生晒参益气补血,火麻仁、蜂蜜、芝麻、核桃润燥通便,补虚固元。又虑滋阴养血之剂多滋腻碍胃,而予谷麦芽、炙甘草和中健脾,鼓舞中焦胃气。此案例治疗滋阴、养血、安神、收敛并进,复营阴,充心血,而使虚汗得敛,心神得安。

案3. 汗证伴遗尿

王某,男性,4 岁,1999 年 11 月 11 日就诊。

【现 病 史】 感冒后多汗月余,以头颈部、背部为主,活动时尤甚。倦怠乏力,纳谷欠馨,夜眠尚安,唯遗尿偶作。

【望闻切诊】 神志清楚,精神欠振,形体适中,面色少华,咽部淡红,喉核无肿,心音力,两肺清,全腹平软。舌质淡,苔薄白,脉沉细。

【中医诊断】 汗证,遗尿

【证候诊断】 卫阳不固,脾肾阳虚

【西医诊断】 自主神经功能紊乱

【治　　法】 温补脾肾,敛汗固表,收涩止遗

【处　　方】 玉屏风散加减：

炙黄芪 100 g	制白术 60 g	关防风 60 g	益智仁 90 g
太子参 100 g	桑螵蛸 100 g	炒白芍 80 g	金樱子 60 g
煅牡蛎 100 g	煅龙骨 100 g	浮小麦 120 g	焦山楂 60 g
炒谷芽 90 g	炒麦芽 90 g	核桃仁 150 g	黑芝麻 100 g

另：生晒参 30 g,陈黄酒 200 g,白沙蜜 200 g,晶冰糖 100 g,陈阿胶^{烊冲}200 g,收膏。

【按　　语】 外感表证,解表太过,表证已解而卫阳受损,腠理开阖失司,汗液外泄。卫阳受损殃及一身之阳,其中又以脾肾之阳最易受损。脾阳不振则易倦怠乏力,纳谷欠馨,肾阳不足则下元失固,遗尿偶作。治拟温补脾肾,敛汗固表,收涩止遗。方中益智仁辛、温,入脾、肾经,既能温脾开胃,又能温肾固涩;配伍黄芪、白术、防风、太子参、生晒参可益气固表,温运脾阳;配伍桑螵蛸能补肾助阳,白芍、金樱子收敛固涩而止遗;再合煅龙牡、浮小麦收敛止汗,山楂、谷麦芽和胃助运,核桃、芝麻、阿胶、蜂蜜补虚固元。此正合先贤所言之"肺虚者固其皮毛,脾虚者壮其中气……肾虚者助其封藏"(李中梓《医宗必读·汗》)。

遗尿(2 例)

案 1. 遗尿伴汗证
顾某,男性,4 岁,1995 年 11 月就诊。

【现 病 史】 平素白日尿频,睡中遗尿,寐寐汗出淋漓,体虚易感外邪,发热咳嗽屡作,食欲不振,大便溏薄。

【望闻切诊】 神志清楚,精神欠振,面色萎黄,口唇淡白,咽部淡红,喉核无肿,心音力,两肺清,全腹平软,舌质淡,苔薄白,脉无力。

【中医诊断】 遗尿

【证候诊断】 肾气不固,肺脾气虚

【西医诊断】 遗尿

【治　　法】 益肾固涩,健脾补肺

【处　　方】 八珍汤加减:

炙黄芪 100 g	潞党参 100 g	云茯苓 100 g	炒白术 100 g
炙甘草 50 g	全当归 80 g	熟地黄 60 g	炒白芍 80 g
生地黄 60 g	益智仁 80 g	炒杜仲 80 g	炒续断 80 g
菟丝子 80 g	山茱萸 50 g	女贞子 80 g	枸杞子 60 g
炙远志 50 g	石菖蒲 80 g	煅龙骨 100 g	煅牡蛎 200 g
香谷芽 150 g	山楂肉 100 g		

另:生晒参 40 g,大红枣 500 g,陈黄酒 200 g,白纹冰 200 g,陈阿胶^{烊冲} 200 g,收膏。

【按　　语】 此案例小儿白日尿频,夜间遗溺,实因其先天禀赋薄弱,肺、脾、肾三脏不足所致。肺主敷布津液,脾主运化水湿,肺脾气虚则水道制约无权,此所谓"上虚不能制下";肾司二便,与膀胱互为表里,肾气虚弱,命火不足,下元虚寒,不能约束水道。又肺气不足,表卫不固,腠理疏松,故而汗出易感;脾气虚弱,运化失健,而见食欲不振,大便溏薄;脾乃生化之源,脾虚不运,气血无从化生,无法荣养全身而见精神不振,面色萎黄,唇舌淡白。治当健脾补肺、益气养血、益肾固涩,方拟八珍汤加减,其中生晒参、炙黄芪、潞党参大补元气,白术、茯苓健脾渗湿,助党参、黄芪益气补肺,阿胶、生地黄、熟地黄、当归、白芍养血和营,再配伍益智仁、菟丝子、女贞子、枸杞子、山茱萸、杜仲、续断温肾助阳止遗,补肾填精固涩,远志、菖蒲交通心肾,龙骨、牡蛎配伍党参、黄芪固表敛汗,谷芽、山楂肉、炙甘草、大枣和胃调脾,以资生化气血。

案 2. 遗尿之下元虚寒
张某,女性,5 岁,2000 年 11 月 11 日就诊。

【现 病 史】 遗尿 2 年。每 1～2 天尿床 1 次,小便量多。睡眠较深不易唤醒,寐时流涎。平素畏寒喜暖,入冬即手足不温。

【望闻切诊】　神志清楚,精神欠振,面唇淡白,咽部淡红,喉核无肿,心音力,两肺清,全腹平软,四肢不温,舌质淡,苔薄白,脉沉细。

【中医诊断】　遗尿

【证候诊断】　下元虚寒,膀胱失司

【西医诊断】　遗尿

【治　　法】　温补肾阳,固脬缩泉

【处　　方】　缩泉丸合桑螵蛸散加减:

益智仁60 g	台乌药50 g	淮山药100 g	桑螵蛸60 g
潞党参100 g	石菖蒲60 g	山茱萸100 g	覆盆子60 g
金樱子60 g	菟丝子60 g	补骨脂100 g	赤石脂90 g
肉　桂20 g	炙黄芪100 g	炒白术100 g	煅牡蛎150 g
炙甘草20 g	蚕茧壳90 g	黑芝麻100 g	核桃仁150 g

另:生晒参30 g,晶冰糖300 g,陈黄酒200 g,陈阿胶^{烊冲}200 g,收膏。

【按　　语】　肾为先天,职司二便;膀胱主藏溺,与肾相表里。尿液贮藏于膀胱而不漏泄,依赖肾气的固涩,此案小儿肾中阳气不能温煦下元,故见膀胱失于州都之司,气化不行而使小便长清,固涩无力而使小便自遗;元阳不足,不能温煦全身而见畏寒喜暖、手足冰冷、面唇淡白;心肾失交,水火不济故见眠深难醒;肾阳不温则脾阳不振,约束无力故见流涎。《素问·生气通天论》言:"阴阳之要,阳密乃固",只有阳气充实,才能气化有权,开阖有度,津液得以固涩,故其治根本在于温阳补肾、固脬缩泉。方予缩泉丸合桑螵蛸散加减:方中益智仁配伍乌药,重在温肾祛寒缩尿;桑螵蛸补肾助阳固涩,党参益心气,菖蒲交通心肾,三者相配伍,意在补肾涩精;另配合补骨脂、肉桂温补下元,山药、山茱萸、菟丝子、金樱子、覆盆子益肾固精缩尿,赤石脂、煅牡蛎收敛固涩,蚕茧壳泻膀胱中相火,生晒参、黄芪、白术、炙甘草补气健脾温中,芝麻、核桃、阿胶补虚固元。

慢性腹泻(1例)

案. 刘某,男性,1岁,2001年10月25日初诊。

【现 病 史】　半年前因父母喂养不当饮食不洁而致腹泻,每天8~10次,量中等,稀水样,臭味不著。曾多方求治,经中、西医治疗数月,予止泻、调节肠道菌群、调理脾胃等方法,并多次更换奶粉,现腹泻仍作,日行 4～5 次,食欲不振,体重下降,仅 6.5 公斤,昼夜难眠,烦吵不停,啼哭无力而泪少,需家长持续怀抱走动方可安静。乳牙未萌,不能坐、立、行走,不能言语,无法添加辅食。发病前患儿生长发育正常,体重最高曾达 9 公斤。检查大便质稀,血常规血红蛋白偏低,未发现其他异常。

【望闻切诊】 精神不振,形体消瘦,毛发稀黄,肌肤干瘪起皱,囟门未闭,乳牙未萌,肋骨显露,腹如凹舟,舌淡,苔少,指纹淡红,止于气关。

【中医诊断】 泄泻,疳证——干疳

【证候诊断】 脾肾阳衰,气阳亏耗

【西医诊断】 慢性腹泻病,慢性营养障碍

【治　　法】 健脾和胃,化湿利水,固涩止泻

【处　　方】 七味白术散加味:

移山参^{另煎}6 g	云茯苓 10 g	制白术 10 g	炙甘草 6 g
粉葛根 6 g	广藿香 6 g	川木香 3 g	川泽泻 6 g
赤石脂 10 g	鸡内金 6 g	炒谷芽 10 g	炒麦芽 10 g
焦山楂 10 g			

7 剂(日一剂,水煎 2 次,共取汁 100 mL,移山参另煎兑入,分 2～3 次温服)。

以上处方为开路方。佐以丁香、苍术、砂仁研粉每日取适量敷脐,并教其每日轻柔按摩患儿胸、腹、背部等。嘱家长予奶粉稀释后再喂食,以患儿不拒绝为度,暂勿添加辅食。

【二　　诊】 2001 年 11 月 1 日。腹泻次减,日行 3～4 次,便质转稠,余症同前,舌质淡,舌苔少,指纹淡红,止于气关。前法奏效,再守原意,上方加首乌藤 15 g,21 剂,煎服法同上。

【三　　诊】 2001 年 11 月 22 日。大便日行 2 次,色黄成形,食量渐增,每日可进乳食 300 mL 左右,夜间能分次小寐 1～2 小时,肌肤略丰,体重升至 7.5 公斤,舌质淡,舌苔少,指纹淡红,止于气关。今予膏方健脾益气、补肾填精,佐以消食和胃。

【处　　方】 七味白术散加味：

太子参100 g	云茯苓100 g	南沙参50 g	北沙参50 g
炙黄芪50 g	焦白术100 g	炙甘草60 g	粉葛根60 g
广藿香60 g	川木香30 g	枸杞子100 g	炒麦冬60 g
淮山药60 g	补骨脂60 g	制首乌60 g	制黄精60 g
炒玉竹60 g	炒白芍60 g	鸡内金60 g	炒谷芽100 g
炒麦芽100 g	焦山楂100 g	首乌藤100 g	

另：移山参60 g,大红枣250 g,晶冰糖100 g,胶饴糖100 g,收膏。自小剂量试喂,初起每次5～10 g,渐加至10～15 g,每天1～2次,开水调服或冲于奶中同服。

【四　　诊】 2001年2月16日。患儿精神转佳,肌肉丰满,面色红润,乳牙萌出2颗,可扶墙站立,会叫"爸爸"、"妈妈",体重9.5公斤,夜寐能安,食量增加,已逐渐添加果汁、米糊、蛋黄等辅食,大便日行1次,色黄成形,嘱停药,注意合理喂养。

【按　　语】 患儿初诊时因久泻而致失养,体虚至极,其状已如干疳,此正如钱乙所言"因大病,或吐泻后……致脾胃虚弱,亡津液……即成疳矣",此时患儿泄泻未止为病标,气液枯涸为病本,当务之急应先健脾和胃,化湿利水,固涩止泻,务使脾胃之气渐复,方选七味白术散健脾益气生津,加味泽泻利小便以实大便,赤石脂收敛固涩止泻,炒谷芽、鸡内金、炒麦芽、焦山楂和胃助运,配合中药敷脐温中理气化湿,按摩胸腹以助中焦经络气血运行通畅。1周后患儿腹泻之势略减,但烦吵不寐如前,影响机体康复,续用前方加首乌藤养心安神。3周后便次又减,便质成形,腹泻已止,且纳渐增、寐转安,体略丰,此时应抓住时机调摄,予以膏方健脾益气、补肾填精,佐以消食和胃,常用之阿胶、黄明胶等滋腻之品不可予之,以免前功尽弃,而以大枣、冰糖、饴糖代为收成素膏。服用方法亦十分谨慎,以循序渐进为原则逐渐加量以免突然摄入膏方引起脾胃不耐而使腹泻复发。